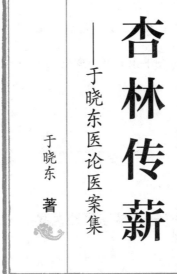

杏林传薪

——于晓东医论医案集

于晓东 著

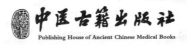

中医古籍出版社
Publishing House of Ancient Chinese Medical Books

图书在版编目（CIP）数据

杏林传薪：于晓东医论医案集 / 于晓东著 .
— 北京：中医古籍出版社，2020.5
ISBN 978-7-5152-1905-9

Ⅰ . ①中… Ⅱ . ①于… Ⅲ . ①中风 – 中医临床 – 经验
– 中国 ②中风 – 医案 – 汇编 Ⅳ . ① R255.2

中国版本图书馆 CIP 数据核字（2019）第 271586 号

杏林传薪——于晓东医论医案集
于晓东 著

责任编辑 张凤霞
封面设计 杨志敏
出版发行 中医古籍出版社
社 址 北京市东城区东直门内南小街 16 号（100700）
电 话 010-64089446（总编室）010-64002949（发行部）
网 址 www.zhongyiguji.com.cn
印 刷 北京市泰锐印刷有限责任公司
开 本 880mm×1230mm 1/32
印 张 9
字 数 187 千字
版 次 2020 年 5 月第 1 版 2020 年 5 月第 1 次印刷
书 号 ISBN 978-7-5152-1905-9
定 价 46.00 元

浭水河畔名郎中

岐黄山上映出他默默耕耘的背影，悬壶路上留下他执着探索的脚印，他师从名家，熟习经典，虽公务繁忙，仍躬身临床，勤于实践，广施仁术，他坚定不移走中医之路，捍卫传统医学旗帜，他就是河北省唐山市丰润区中医院原党总支书记、副院长兼中风病专科主任于晓东同志。

于晓东同志自1986年参加工作以来，刻苦钻研专业知识，技术上精益求精，勇于探索，严谨求实。熟读四部经典，遍览前贤名著，精研名医案，潜心临床。他师从国医大师路志正，中医诊疗水平不断提高，并在临床实践中积累了丰富的经验，把博大精深的中医学与现代医学相结合，在中风病治疗领域独树一帜。他渊博的医学理论、精湛的医疗技术、显著的治疗效果、高尚的职业医德，堪称医家楷模。临床上他擅于应用调理脾胃法治疗各种疾病，特别是对中风、眩晕、头痛等常见疾病的治疗，有着丰富的经验，疗效显著，受到医患一致好评，综合实力处于市内同行领先水平。在中风领域，他提出了"中风宜清"的学术观点和中风治疗八法，应用"辛香开窍法"治疗急性中风，应用"清补兼施法"治疗中风后遗症，受到同行好评。

一、勤求古训，博采众方

在中学生时代，他就向往做一名医生，立志为患者解除痛苦，终于踌躇满志的他如愿以偿，成为一名不谙身世的中医学子，从此与中医结下不解之缘。

参加工作以来，他始终刻苦学习专业知识，走的是一条辛勤耕耘、精益求精、不断进取之路。为掌握中医精髓，他曾到北京中医药大学东直门医院进修学习一年，潜心钻研名家医案，熟读前贤医理。他对岐黄仁术不断地探索追求，日积月累地潜心钻研，将经典知识烂熟于心。2003年被遴选为全国第三批名老中医崔金海主任中医师经验继承人，在老师指导下，他除了跟老师侍诊，揣悟临床诊治思路外，更深入地学习了《内经》《伤寒论》《金匮要略》《温病条辨》等经典著作，仔细研读了《脾胃论》《兰室密藏》《濒湖脉学》《汤头歌诀》《景岳全书》《医宗金鉴》等书籍，完成了二十余万字的读书笔记。于2004年底以河北省第三名、唐山市第一名的优异成绩，被选为河北省优秀中医临床人才培养对象；2012年以河北省第二名优异成绩，被选为全国第三批优秀中医临床人才培养对象。俗话说"大匠诲人，必以规矩"，中医是我国传统医学，承载了数千年来医家的实践经验，为了解学习经典知识，他从未间断对经典知识的学习，坚持探隐索微、识契真要、应验临床、继承不泥古、创新不离宗。他擅长运用经方治疗各种疾病，勤奋好学，常与崔金海老师切磋医技，利用参加学习的机会，于名师大家处请教临床中的疑难问题——向任继学老先生请教中风痉挛症的治疗，向张学文老先生请教中风肢瘫治疗技巧等。他不但总结了老师的很多有效方剂，而且通过熟读医案，领会掌握了更多的治疗思路，多年来正是凭借自己的执着，使他成为了闻名浈阳的著名中医专家。

二、勇于创新，广施仁术

医者仁心，医道仁术。他秉承先贤教诲，时常反省自己，不敢越雷池半步。他尊崇药王孙思邈"大医精诚"的理念，推崇扁鹊"望而知之"的妙手神功，对患者无论贵贱贫富，皆以慈悲之心善而待之。他认为，患者是医生的衣食父母，更是医生的老师，医生的诊治技巧来源于医治患者的过程中。在临床中，他不断积累经验，发现总结诊疗规律，并不断验证于临床，虽诊务繁杂倍感艰辛，但更享受成功的喜悦。

有一次，他接诊了一位面部麻木的患者，便想到《金匮要略》云："血痹脉阴阳俱弱，寸口关上微，尺中小紧，外证身体不仁，如风痹状，黄芪桂枝五物汤主之。"但患者先后服用十余剂中药，效果不佳，于是他请教崔老师，老师看过患者后，在原方基础上，加入麻黄、蜈蚣两味药，待患者走后，他向老师请教其中缘由，老师却笑而不答。此后经过反复推敲，他终于明白因患者病程较长，虽为气血不荣，必有瘀邪入络，所以老师用蜈蚣搜剔通络，麻黄辛温发散，配伍桂枝发汗更佳，发腠理使邪有出路。一周后患者复诊，面部麻木明显好转。老师的博闻达识再次让他认识到熟习经典、遍览医籍的重要性。老师多次语重心长地讲，"授人以鱼，不如授之以渔"，熟读经典固然重要，但融会贯通更重要，基础理论功底向来扎实的他更加注重温习古籍经典，并学习借鉴当代医论医案。人生的道路虽然漫长，但紧要处却常常只有几步，尤其是当人年轻的时候。他庆幸自己拜入中医名家崔金海老师门下，他敬仰老师学识渊博、医术精湛，遣方用药得心应手、左右逢源，使他认识到中医理论的博大精深，更为之深深折服。为更好地服务于患者，在中医治疗的基础上，他系统学习了现代医学知识，多次到广州中山医科大学附属医院神经内科、华北煤炭医学院附属医院神经内科进修深造，并带领科室积极开展新项目，扩展服务范畴。他开展了脑血栓的静脉溶栓治疗，积极总结经验，完善适应证，使中风患者提高了生活质量；开展了中风早期康复治疗，即瘫痪肢体的功能位摆放及关节功能训练，在较短的时间内便初显成效，为科室地发展夯实基础；积极推广卫生部（现国家卫计委）重大科研项目"石氏中风单元"疗法，通过此疗法的推广，提高了中风的治疗效果；开展了"颅内血肿微侵袭清除术"配合服用开窍丸治疗脑出血，成功率达到90%以上，目前与公认脑出血50%的死亡率相比，明显提高了生存率。一名脑出血危重患者就成为了该项技术的受益者，该患者脑出血量多达120mL，形成了脑疝，且间停呼吸。从常理上讲，死亡率几乎百分之百，作为一名党员，他觉得救治患者就是医生的天职，人命关天，不容得考虑个人得失，马上给患者实施颅内血肿微侵清除术，配合鼻饲开窍丸，1丸，每天2次，通过1周的治疗，病情转危为安。本项目的开展不仅挽救了许多患者的生命，同时也使脑出血病程由原来的4～6周，缩减到3～10天，明显降低了致残率，提高了患者生存质量。本项目医疗费用远远低于传统的手术方法，且具有创伤小、感染率低、恢复快、后遗症少等特点，取得了较好的社会效益和经济效益，目前科室正在积极总结经验，完善相关技术，让更多的脑出血患者从中受益。尽管他也使用西医方法，但始终坚持能中不西、先中后西、中西结合，他坚持：一名好医生，不但要精通中医知识，也要掌握现代医学理论，两手抓，两手都要硬。

三、创建"名科"，树立"名医"

为真正提高全员素质，提高医疗诊治水平，使科室向更高层次发展，就必须搞科研，增强科研意识。为此，他带领全科工作人员，系统观察了开窍丸系列药品治疗中风的疗效，总结经验，并积极筹备申报科研立项，通过一年的努力，2004年3月，他所申报的《开窍丸治疗急性中风病临床疗效及实验研究》课题，顺利通过省科委评审，并确立为计划内科研项目。鉴于丰润区中医院中风科目前的综合实力，医院适时地申报了省级重点专科及国家级示范基地。中风科不但在丰润区打出了名气，在唐山乃至河北都有一定影响力。2018年岁末又传喜报，该院中风科被省中医药管理局遴选为省级重点中医专科。

为进一步提高中风治疗效果，他不断探索追求，摸索经验，整理总结了中风病诊疗规范，使中风病诊治更加规范化。根据中风不同证型，开发了中风病系列药品偏瘫Ⅰ号、偏瘫Ⅱ号、启智胶囊、解语丹等，为完善中风治疗提供了保障。他把中风治疗分成急救组、康复组、针灸按摩组等，每个组都有相应的带头人。把舞台留给别人，这种广阔的胸怀，使他拥有了更多事业上的伙伴，逐渐形成了以他为核心的强大的医疗技术团队。

四、勤于修身，严于律己

他身为共产党员、业务副院长兼中风科主任，严格要求自己，事事做在同志们的前面。时时刻刻以党员标准严格要求自己，无论严寒酷暑，无论风霜雪雨，只要科室有疑难危重患者，他总是随叫随到。记得2018年寒冬的一个夜晚，他正患感冒，科室来电话，通知他来了一名重度脑出血的患者，他二话没说，匆匆地穿上衣服，急急忙忙骑上自行车奔向医院，经过两个多小时的抢救，患者终于转危为安，回到休息室时，他才发觉自己浑身烧得难受，倒在了床上。多年来，他几乎没有休过一个完整的节假日，只要有重症患者，科室里就会有他的身影。为了细致观察患者病情的变化，随时查房已为日常，如有病情不稳定的重症患者，整夜守在病房里也已是常事。严冬里，他走在去往医院的马路上，凛冽的寒风冻得他瑟瑟发抖；盛夏中，他急匆匆在奔向医院的途中，骄阳烈火晒得他挥汗如雨。在亲戚朋友的眼里，他是个忙人；年迈的父母理解自己的儿子，虽然一年到头见不上儿子几面，可每次总是嘱咐他："医院事忙，我们这里你不用挂念。"望着白发父母，内疚的泪水只有往肚子里咽；爱人和孩子很少和他一起，时间长了，娘儿俩也习惯了。为了医院，为了患者，他或许不是一个好儿子、好丈夫、好父亲，但他不后悔，谁没有哺育之恩、舐犊之情，只是因为他心里装的全都是患者。

007

有一次，一位脑出血患者做完颅内血肿微侵清除术后，其爱人为感谢他，偷偷塞给他五百元人民币，为打消患者家属顾虑，他接过了钱，然后悄悄委托护士长到收费处替患者交了住院费。另有一位慕名找他治疗顽固性头痛的患者，经一周治疗痊愈，患者为表示谢意，执意要给他二百元人民币示以感谢，他几经拒绝，患者就是不肯罢休，最后他灵机一动，指着胸牌说："你看，我是党员，你想让我违反纪律吗？"这一招真灵，患者终于感动地走了。几年中类似事情还很多，在他的带动下，科室多次出现拒绝红包的好人好事，也使他自己真正体会到"桃李不言，下自成蹊""其身正，不令而行"真正的含义。

风风雨雨二十载春秋，通过不懈的努力，于晓东同志由一名普普通通的医生，逐渐成为治疗中风的专家，他认为选择医生这个职业，就应与勤奋执着为伍，并坚信"医学是科学与艺术完美的结合"，愿意为之奋斗终生。

五、薪火相传，杏林成蹊

中医药要发展，继承发扬名老中医的学术思想和技术经验具有十分重要的意义，是中医药传承工作的重要环节。师承传授是一条符合中医药传承规律的途径，是历代名医成才之路，而经典是中医学发展创新的源泉。读经典、做临床、拜名师，是一条正确的途径。跟随名医临证随诊，是理论与临床实践结合的必要途径，纵观历史，不论是古代名医，还是现代名医，只有多拜名师，汇各家之所长，才可能成为中医大家。

数十年如一日地学习《内经》《伤寒论》《金匮要略》《神农本草经》及相关经典，深深体会到中医的博大精深，他所取得的点点成绩，皆源自于此。

他通过跟随国医大师路志正学习，掌握了用调理脾胃、升清降浊法治疗眩晕等内科杂病；通过跟随崔金海主任中医师学习，提高了中风病及发热疾病的诊治水平；跟随京城名师风湿病大家房定亚教授及内分泌、妇科名师魏子孝教授学习后，对风湿病、内分泌、妇科疾病的中医诊治水平得到迅速提高；在优秀中医临床人才培训学习期间，郝万山、刘景源教授等深入浅出地讲解经典理论，进一步加深了他对中医经典知识的理解，应用"分消走泄法"治疗内科杂病，收到较好的临床效果。在具备一定中医水平之后，再跟随名医大家学习，常有拨云见日、画龙点睛之效。熟读经典、勤于临床、善于思考、不耻下问，才能够发皇古义、融汇新知、圆机活法、应用自如。

岐黄薪火，需要代代相传，从弱冠学子，到近花甲之年，从苦读经典、孜孜求学，到学有所成、杏林有荫，特别是有幸遴选为全国基层名老中医指导老师，先后指导十余名后学，他深深感到自己的责任重大，有必要把自己临床上的一点经验和心得奉献给后学。

"书山有路勤为径，学海无涯苦作舟"，于晓东凭借自己辛勤努力，逐渐学验具丰，本着"大医精诚"宗旨，学风严谨，临证上博采众长，心圆智方。茫茫学海求知路，拳拳悬壶济世心，他以高尚的医德风尚、精湛的诊疗技术、丰富临证经验、体贴入微的诊治，竭诚为广大患者服务，实现了当初白衣天使的诺言。

目录

医论医话

临床验案

附录　杏林传薪

医 论 精 选

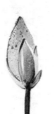

历代医家对中风的认识概括

中风是由于脏腑阴阳失调，气血逆乱所致，涉及风、火、痰、瘀、气、虚、毒等多种病理因素，临床表现以猝然昏仆，不省人事，伴口舌㖞斜，半身不遂，语言謇涩，或不经昏仆而仅以㖞僻不遂为主症的一种疾病。中风的发生和变化是多种因素结合起作用的，各因素间相互转化影响。由于其发病率高、致残率高、病死率高、复发率高、治愈率低，严重危害人类的健康。因此，研究探讨中风病的病因病机是十分有必要的，对临床指导中风病的防治具有十分重要的意义。

一、《内经》对中风的认识

《内经》中虽然没有"中风"称谓，但中风病表现的相关症状，依不同症状表现和发病的不同阶段而有不同的名称，散落在不同的篇章中，如有神志障碍的称"暴厥""薄厥""大厥""煎厥""击仆"等，有肢体偏瘫的称"偏枯""偏风""卒中"等，还有"喑""痱"等称谓，从症状、病机、发病等方面给予了详细描述。另外《内经》提及"大风"和"微风"，其中"大风"类似现代医学中的"短暂性脑缺血发作""进行性脑卒中"，后者则多被认为是"中风先兆"。

对中风的病因，《内经》也有比较全面的认识，现列举如下。

1. 体质虚弱

《素问·脉解》曰："内夺而厥，则为喑痱，此肾虚也。少阴不至者，厥也。"

2. 烦劳过度

《素问·生气通天论》曰："阳气者，烦劳则张，精绝，辟积于夏，使人煎绝。"

3. 情志失调

《素问·生气通天论》曰："阳气者，大怒则形气绝，而血菀于上，使人薄厥。"

4. 摄生饮食不当

《素问·通评虚实论》曰："凡治消瘅仆击，偏枯痿厥，气满发逆，甘肥贵人，则高粱之疾也。"

5. 心胃内虚如

《素问·大奇论》曰："胃脉沉鼓涩，胃外鼓大，心脉小坚急，皆鬲人偏枯。"

6. 气血逆乱

《素问·调经论》曰："血之与气并走于上，则为大厥，厥则暴死，气复反则生，不复反则死。"

二、汉隋唐医家对中风认识

汉代医圣张仲景的《金匮要略·中风历节病脉证并治第五》有如下记载："夫风之为病，当半身不遂，或但臂不遂，此为痹；脉微而数，中风使然。寸口脉浮而紧，紧则为寒，浮则为虚；寒虚相搏，邪在皮肤；浮者血虚，络脉空虚；贼邪不泻，或左或右；邪气反缓，正气即急，正气引邪，㖞僻不遂。邪在于络，肌肤不仁；邪在于经，即重不胜；邪入于府，即不识人；邪入于藏，舌即难言，口吐涎。"首次提出"中风"病名，结束了《内经》对中风称谓混乱的局面，有助于类似病证的鉴别，明确提出脏气逆乱是中风病的根本原因，解决了内因和外因的关系。"观其脉证，知犯何逆，随证治之"，其论述内容，包含了许多内风的临床症状及治疗原则，提出了中经络、中脏腑，至今临床上延续应用。

隋代巢元方的《诸病源候论》中有更详细的阐述，其中中风舌强不得语为"心脾二藏受风邪"；中风偏枯"由血气偏虚，则腠理开，受于风湿，风湿客于半身，在分腠之间；使血气凝涩，不能润养，久不瘥，真气去，邪气独留，则成偏枯"。治疗原则为补虚泻实，初用汗法。巢氏从风邪所中部位以及症状表现的不同分别命名，其中所描述的"风偏枯候""偏风候"与《内经》中"偏枯""偏风"是基本一致的。

唐代药王孙思邈基本承袭了巢元方之论，并根据中风邪引起的不同症状分为风痱、风懿、偏枯、风痹四类。如《备急千金要方·诸风·论杂风状第一》中有："偏枯者，半身不遂，肌肉偏不用而痛，言不变智不乱……风痱者，身无痛，四肢不收，智乱不甚……风懿者，奄忽不知人，咽中塞窒窒然。舌强不能言。"孙氏描述的偏枯、风痱、风懿与中风病某些症状非常相似，认为凡风多从背部俞穴入脏受病。贼风邪气所中则伤于阳，阳外先受之，客于皮肤，传入于孙脉。孙脉满则入传于络脉，络脉满则输于大经中成病，治疗宜"温卧取汗，益其不足，损其有余，乃可复也"。

三、金元明清医家对中风的认识

刘完素为寒凉派医家，其学术主张"六气皆从火化""五志过极皆为热甚"，率先对所谓中风病外风致病说提出质疑，对中风病的认识源于"心火暴盛"，认为热是中风病病机根本，而风只是表象，中风病是火热化风，风火相煽，气血逆乱而成。《素问玄机原病式·火类》曰："中风瘫痪者，非谓肝木之风实甚而卒中也，亦非外中于风尔，由乎将息失宜，而心火暴甚，肾水虚衰，不能制之，则阴虚阳实，而热气怫郁，心神昏冒，筋骨不用，而卒倒无所知也。多因喜、怒、思、悲、恐之五志，有所过极，而卒中者，由五志过极，皆为热甚故也。"刘完素打破了此前医家对中风以"外风"立论的传统，从"内风"角度认识中风，是中风病因学的一个重大突破。在治疗上，强调区分寒热虚实而进行施治，并创三化汤、大秦艽汤、地黄饮子等治疗痰热中脏、气血痹阻、肾虚痰泛之中风；善用防风天麻散治疗中风偏枯，暴暗不语；祛风丸治疗中风偏枯，语言偏枯，手足战掉。用药提出慎用大热药，如乌、附之类，为治疗中风做出了重要贡献。

补土派医家李东垣则强调"内伤脾胃，百病由生"，注重胃气的作用及脾胃在气机升降中枢纽的作用，临床主张中风病是"本气自虚"。其在《医学发明·中风有三》曰"故中风者，非外来之风邪，乃本气自病也，凡人逾四旬，气衰之际，或因忧喜忿怒伤其气者，多有此疾。壮年之际，无有也。若肥盛，则间有之，亦形盛气衰如此。治法和藏府，通经络，便是治风。然轻重有三：中血脉，则口眼㖞斜，亦有贼风袭虚伤之者也；中府，则肢废；中藏，则性命危急"，认为中风病发生与年龄、体质相关。李东垣对中风的认识仍以"内风"立论，中风辨证分型上沿袭了张仲景之说，治疗上以疏风汤治疗半身不遂，或肢体麻痹，筋骨疼痛；以羌活愈风汤治疗肾肝虚，言语难；四白丹治疗中风昏冒，用药强调初不宜龙脑、麝香、牛黄。对中风之病因病机、分型、治法方药做了详细论述。

朱震亨是滋阴派代表人物，对中风提出了痰热生风的理论，《丹溪心法·中风》认为中风病因病机是"东南之人，多是湿土生痰，痰生热，热生风也"，其痰邪致病的理论被后世医家所继承和发展；并提出："中风大率主血虚有痰，治痰为先，次养血行血……在右属痰有热，并气虚……有痰，浓煎参汤加竹沥、姜汁；血虚用四物汤，俱用姜汁炒，恐泥痰故也，有痰再加竹沥、姜汁内服，能食者，去竹沥加荆沥。"他所创的天麻丸、活络丹等至今仍在临床上广泛应用。

明代王履在《医经溯洄集·中风辨》有云："殊不知因于风者，真中风也，因于火，因于气，因于湿者，类中风，而非中风也。"可以看出他对中风有了更新的认识，并提出"真中"和"类中"的不同在于"真中"为外感六淫之邪，而"类中"是以卒倒、昏迷、半身不遂，或口眼㖞斜，或语言謇涩等类似"真中"的症状而已所提之"类中风"更接近于现代医学的"急性脑血管病"。

张景岳认为中风"非风",是由于"内伤积损"所致,《景岳全书·非风》曰:"非风一证,即时人所谓中风证也,此证多卒倒,卒倒多由昏聩,本皆内伤积损颓败而然,原非外感风寒所致。"认为中风病由于平素养生失摄,或七情内伤,或酒色过度而致五脏之阴受损,致患者元气亏虚,是中风发病的主要原因。中风病多见于老年人,故言"年力衰迈",基于气虚病机,治疗用大剂量参、附以峻补元气,而后用地黄、当归、甘草、枸杞填补真阴,培补其本。

楼英从中风病发病缓急角度将中风病命名为"卒中",《医学纲目·中风》载:"中风,世俗之称也。其症猝然仆倒,口眼㖞斜,半身不遂,或舌强不言,唇吻不收是也。然名各有不同,其猝然仆倒者,经称为击仆,世又称为卒中,乃初中风时如此也。"现代临床一直沿用"卒中"称谓,指出中风病,又名卒中。

叶天士提出了"内风"的名称,"偏枯在左,血虚不荣筋骨,内风袭络,脉左缓大",并将其作为病名,全面地综合了前贤中风从内因立论的学说,又结合自己丰富的临床实践,自创"阳化内风"理论。《临证指南医案·中风》谓:"今叶氏发明内风,乃身中阳气之变动,肝为风藏,因精血衰耗,水不涵木,木少滋荣,故肝阳偏亢,内风时起……若阴阳并损,无阴则阳无以化……更有风木过动,中土受戕,不能御其所胜……饮食变痰……或风阳上僭,痰火阻窍,神识不清,则有至宝丹芳香宣窍,或辛凉清上痰火。"叶氏认为,中风病机一是由于肝肾阴亏,水不涵木,肝阳上亢,内风时动，或为阴液内亏，气火有余，煎灼津液成痰，内风挟痰火横窜络脉，上蒙清窍，脾脏阳气衰变，化生内风之病机；二是由于饮食失调，思虑过度，肝旺乘脾，肾阳命火衰微不能温煦脾土等原因，而导致脾土阳气衰弱，脾虚失运，聚湿生痰，痰随气升，阻于脑部络脉而引发中风；三是肾阴不足是肝阳化风最主要的病理基础，肾阴长期亏损可导致肾阳的不足，由于肾阳的衰变，致气化动能失常，水液代谢障碍，化生痰湿。此外，对痰浊阻于络脉而化生的内风，叶氏有清晰的见解，认为中风病重在治本，指出"非发散可解，非沉寒可清""攻病祛风，皆劫气伤阳，是为戒律"，治本就须补虚，补虚唯有甘药。同时，对肝阳上亢者，主平肝潜阳；肝火猖獗者，予凉肝息风；湿痰阻络者，以燥湿化痰；痰火上蒙者，用清火化痰、芳香开窍、镇惊安神；肝旺犯胃者，拟泄肝安胃；瘀血阻络者，治以活血通络。由上所述，叶氏强调中风根本病机是水不涵木，肾阴不能滋养肝阳，阳亢化风，本病属本虚标实之证，叶氏这一观点，是对中风"内风"这一理论的完善。

李中梓所著《医宗必读》谓"凡中风昏倒，先顺气，然后治风……最要分别闭脱二证明白"，明确提出中风中脏腑分为闭证和脱证，至今为临床所遵循。李氏认为类中风者多指风从内生而非外中风邪的中风病证，提出火中、虚中、湿中、寒中、暑中、气中、食中、恶中八种类似中风的病证，指出"类中风者，有类乎中风，实非中风也，或以风为他证，或以他证为风"，治疗上"将息失宜，心火暴盛，热气拂郁心神"者，用凉膈散、牛黄清心丸；若属肾阴不虚火上炎者，应用六味地黄丸；"过于劳役，耗损真元，脾胃虚衰，痰气生壅"者，应用六君子汤，虚而下陷者用补中益气汤；"内中湿者，脾土本虚，不能制湿，或食生冷水湿之物，或厚味醇酒，停于三焦，注于肌肉，则湿从内中矣"者，方用渗湿汤；"面垢闷倒，昏不知人，冷汗自出，手足微冷，或吐或泻，或喘或满，或渴"者，先用苏合香丸或来复丹灌下，患者苏醒后再行辨证用药。

张山雷所著《中风斠诠》中对中风病病因病机的理论源于《内经》，认为"肝阳上升，气血奔涌，部激入脑，扰乱神经"是中风的发病机制，中风皆因肾水不能养肝，木动生风，激其气血，上冲犯脑，震扰神经，或为暴仆，或为偏枯，或为眩晕昏厥，或为目冥耳聋，或为强直暴死，诸般病状，此皆近世之所谓中风病，非前人之所谓之外风内中。对中风的脉诊，强调"粗大者，阴不足阳有余，为热中也。来疾去徐，上实下虚，为厥巅疾；来徐去疾，为上虚下实，为恶风也"。

王清任在《医林改错·半身不遂论》中论及中风属元气虚所致，认为"夫元气藏于气管之内，分布周身，左右各得其半。人行坐转动，全仗元气。若元气足，则有力；元气衰，则无力；元气绝，则死矣""半身不遂，亏损元气，是其本源""非因跌仆得半身不遂，实因气亏得半身不遂"，提出了半身不遂病因是元气亏损，弥补了前人对半身不遂病因病机认识上的不足，完善了中风病的病因病机；治疗上首创补气活血大法，创立补阳还五汤，重用黄芪至四两，目前本方在治疗中风后遗症期仍被广泛应用。

《医学衷中参西录》中张锡纯则将中风分为外风和内风。外受之风，名为真中风，内受之风则名为类中风，又将内中风分为脑贫血和脑充血两类。《灵枢·口问》曰"上气不足，脑为之不满，耳为之苦鸣，头为之倾，目为之眩"，张锡纯认为西医所讲的脑贫血，其病因病机为脑中之血过少，无以濡养其脑髓神经；中医述其病因病机为宗气不能贯心脉以助血上升，致使脑中气血不足。同时，西医认为脑充血的原因在于脑中之血过多，损伤脑髓神经；中医病因病机为五志化火、肝火妄动，脏腑之气化皆上升太过，造成血之与气并走于上。进一步从中认识到中风与"怒"密切相关，是气血随着肝气上逆之势上冲于脑，激荡脑部，充塞其血管而累及神经，病标在脑，病在于肝。由此其所创的镇肝息风汤，方中重用牛膝引血下行，龙骨、牡蛎、龟板、芍药益阴潜阳、镇肝息风，赭石质重沉降、镇肝降逆，玄参、天冬滋阴清热、壮水涵木，又以茵陈、川楝子、生麦芽清泄肝热，疏理肝气，以顺肝性，利于肝阳的平降镇潜，甘草调和诸药合生麦芽又能和胃安中，以防金石、介壳类药物质重碍胃之弊，使木得滋而肝气下达，共奏镇肝息风之功。

四、现代医家对中风的认识

国医大师任继学认为，中风病因有三：其一，为情志失调，多以怒、喜为主，怒则气上，气血上冲于脑；喜则气缓，气缓无力束血，血必散乱为逆，上则害脑；其二，为饮食失常，膏者肥脂，能填腠理，使腠理致密，阳气不得宣泄于外而化热，血热则沸于上，气亦必逆而上；其三，为久患消渴，风头旋，气血受伤而生逆变。

国医大师张学文提出，中风急性期脑水肿是"颅脑水瘀证"，认为该证是以颅脑瘀血与水湿痰浊互阻脑窍为主要病机，以神明失主、肢体失用、七窍失司为主要临床表现。他认为中风以肝热血瘀多见，立清肝活血法，拟脑清通汤施治。

王永炎院士提出，提高中风病疗效的突破口在于重视病因病理学说的发展，认为"毒邪"和"络病"可以作为深入研究的切入点。络脉是经脉气血实施调节与营养作用的场所，因此，其功能必须保持盈满充实、出入自由的状态。各种内外因素影响了络脉气血交替，可导致瘀滞或虚亏，形成所谓"络病""毒损脑络"。病机假说认为，中风发病是由于毒邪损伤脑络、络脉破损，或络脉拘挛瘀闭、气血渗灌失常，致脑神失养、神机失守，形成神昏闭厥、半身不遂的病理状态。毒之来源，因于脏腑虚损，阴阳失衡，内风丛起，风火上扰，鼓荡气血，气逆血乱，上冲于脑，或风火挟内生瘀血、痰浊上犯于脑，交结阻于脑络等，终致营卫失和而壅滞，使毒邪内生。

现代研究还包括如外风致中、痰瘀互阻、痰热腑实、火热炽盛、瘀血阻络、气虚血瘀、肝肾阴虚等。总之，近代学者各抒己见，进一步完善了中风的病因病机理论，总览各家学说，目前比较统一的认识有以下几个方面。

中风病的基础：脏腑功能失调、正气虚弱。

中风病的诱因：情志过极、劳倦内伤、饮食不节、用力过度、气候骤变。

中风病的病变部位：在脑，与心、肝、脾、肾密切相关。

中风病的基本病机：阴阳失调、气血逆乱、上犯于脑。

中风病的致病因素：风（肝风），火（肝火、心火），痰（风痰、湿痰，痰热），气（气逆、气滞），虚（阴虚、气虚、血虚），瘀（血瘀）。

中风病的病性：本虚标实，上盛下虚。本虚为肝肾阴虚，气血不足；标实为风火相煽，痰湿壅盛，气逆血瘀。

中风病依据有无神志障碍分为：中脏腑、中经络。其中，中脏腑为风阳痰火蒙蔽脑窍，气血逆乱，上冲于脑；中脏腑又有风挟痰瘀蒙蔽脑窍所致闭证（痰浊瘀阻之阴闭，痰火瘀热之阳闭）和由于风阳痰火，耗灼阴液，阴虚及阳，阴竭阳亡，阴阳离决所致脱证；中经络则为肝风挟痰，横窜经络，血脉瘀阻，气血不能濡养机体所致。

综上所述，历代医家对中风病因病机的认识，从秦汉唐时期，认为中风以外因为主，多以外风立论，对其认识处于朦胧状态；到宋金元时期，尤以刘完素、朱丹溪、李东垣等医家开始重视内因的研究，使对本病认识发生了转折；至明清时期，王履将中风分为外风所致"真中"与"类中"，开始否定了外风之说，对本病的认识进入成熟阶段；同时，张景岳确立了以"内伤积损，颓败而然"为病机，叶天士"阳亢化风"理论的形成，及王清任以解剖为基础，认为中风为体内瘀血所致，越来越明确外风非本病之因，不断发展了对中风病因病机的认识，使中风病的诊治日趋完善。随着现代研究的进一步深入，临床在治疗中风领域的工作者们不断提出新的假说，并大胆进行探讨，相信在不久将来，会取得更大的成绩。

浅谈中风防治原则

中风，又名脑卒中，多为猝然发病，病情凶险，证见多端，与风性善行而数变的特征相似，故命名为中风。本病为中医临床四大难症之首，多见于中老年人，四季均能发病，以春季、冬季为发病高峰。

中风基本病机为阴阳失调，气血逆乱，病位在脑，与心、肝、脾、肾密切相关。与情志失调，饮食起居不节，内伤劳损及气候骤然变等诱因相关，气血上冲于脑，脑脉痹阻，或血溢脑脉外，神窍闭阻，故猝然昏仆，不省人事；阻于肢络，肌肤失养则半身不遂或麻木，阻于舌本则语謇。病理因素概括为虚、火、风、痰、气、血，相互影响相互作用。病性为本虚标实，上实下虚。

急性期以风、火、痰、瘀等标实为主，恢复期及后遗症期可见气虚血瘀、肝肾阴虚，亦可见气血不足、阳气亏虚之证，但从临床实践来看，痰瘀互结贯穿于中风病整个病理过程，且常常为主要矛盾。鉴于以上对中风病因病机的认识，结合临床实践，对中风病治疗经验总结如下。

一、中风总体治疗原则——中风宜清

研究证实，痰、瘀贯穿中风病整个过程，并且作为致病因素，诱导本病发生；其次，发病后机体代谢紊乱，产生痰、瘀等病理产物。中风急性期，以风、痰、火为主，渐至以痰、瘀突显；中风后期，瘀血渐渐突出，兼有元气不足。清代医家王清任所创"补阳还五汤"，用以治疗中风后期元气大伤者，而如今人民生活水平不断提高，营养丰厚，高血糖、高血脂多见，真正表现气虚的中风患者已经少见。中风尽管属于本虚标实，而以标实为突出表现，痰、瘀在整个过程占有重要位置，所以治疗上莫忘化痰祛瘀，因此提出中风宜清的治疗原则。

二、中风急性期治疗原则——"辛香开窍"为先，重在"升清降浊"

1."开窍法"首当先

"开窍法"，是使脑窍恢复神机，五脏各司其职。中风病起病急骤，如风之善行数变，病情变化迅速，因此本病急性期病情多为进展型。中经络可能会发展为中脏腑而出现神志昏蒙，而临床患者神清与否，只是中风病机演变过程中的临床表现之一，以及病情程度或受损脑脉部位不同而已，因此不能以有无神志改变作为开窍法使用的标准。中风之病机在于气血之逆乱，风阳挟痰、瘀、浊、毒上阻清窍，即有清窍闭阻，便可以用开窍之法。

中风多属虚实夹杂，正气虚为其根本，风、火、痰、瘀、浊毒为其标。正如元代沈金鳌所言"非由气之虚弱不能健运乎……总由于虚，虚固为中风之根也"，认为元气不足是中风的内因，本观点得到众多中医大家的认可。对于风、火、痰、瘀、浊毒而言，既是致病因素，也是病理产物。疾病不同阶段中，风、火、痰、瘀、浊毒有所侧重，中风急性期，多由风、火、痰、气所引起的症状为主要表现；病情稳定之后，风、火、气逆渐息渐降，又以痰、瘀、浊毒表现逐渐突出；恢复期及后遗症期虚（气虚、阴虚）、瘀为主要表现。痰、瘀、浊毒并不能直接导致中风，中风的主要病理基础还在于阴虚阳亢，肝风内动，气血逆乱，挟痰、瘀、浊毒作乱，上犯清空。如张伯龙在《雪雅堂医案·类中秘旨》中所言："内风昏仆，谓是阴虚阳扰，水不涵木，木旺生风而气升、火升、痰升，冲激脑经所致。"

痰在中风发病中是一个不可忽视的病理因素，历代医家都将其放在极其重要的位置上，痰可分为风痰、热痰、湿痰，肝风挟痰，横窜经络，蒙闭清窍，发为中风；气机失常表现为气虚和气逆，气虚可以生痰，亦可致血瘀；气逆则使血上壅清窍，如《素问·调经论》云"血之与气，并走于上，则为大厥"；瘀作为致病因素，早在《病因脉治·内伤半身不遂》指出："半身不遂之因，或气凝血滞，脉痹不行，或胃热生痰，流入经隧。"由此可知，瘀亦是中风主要因素之一。气血逆乱，脑府津液代谢失常，津停液聚，为水为浊，为毒为瘀，因此也是中风致病因素之一。

脑为"清窍之府"，易被肝风、痰火、浊毒所蒙闭，导致脑脉闭阻或破溃，脑窍神机失用，发为中风。风或（和）火夹痰、瘀阻于肢络、舌本，而出现半身不遂、舌强语謇，即中经络证候；蒙闭清窍，出现昏仆，不省人事，即中脏腑证候。脑为"元神之府"，是"心主神明"的重要组成部分，是人体精神思维活动的主宰，五脏中"心藏神、肺藏魄、肝藏魂、脾藏意、肾藏志",均受其节制,脑窍受阻,会影响五脏的功能活动,反之五脏功能失调,也会影响脑的功能。现代医学的头颅CT或MRI,可理解为中医望诊的延伸,是中医借助现代科学技术,丰富了中医的望诊内容,无论有无神昏、肢体不遂、半身麻木、舌强语謇等症状,只要影像学支持,中风诊断即成立。

"开窍法"是中风急性期的重要方法,开窍宜早,早干预、早截断,能够有效阻止病情进展,脑窍得开,痰、热、瘀、浊则不祛自除,上逆之风火、气血不降而自潜,失用之神机得以恢复,脏腑功能得以调和。临床常用开窍药物,如麝香、冰片、苏合香、石菖蒲、牛黄、远志等,气味多芳香走窜。其中,麝香、苏合香辛温,属辛温开窍之品;冰片辛凉散瘀之品;石菖蒲、远志擅长化痰、降浊,痰浊除则清窍得清;牛黄苦凉,长于豁痰、清热、解毒。

现代药理研究表明,"开窍法"有以下作用:①中枢兴奋和抑制作用,麝香能直接作用于大脑皮质层而有唤醒作用,可减轻脑水肿。②开窍药能够顺利通过血脑屏障,其有效成分主要是脂溶性小分子物质,分子量低于400。③解热镇痛作用,开窍法具有明显的解热镇痛作用,有助于缓解高热及其所致的中枢神经系统功能紊乱,从而保护脑组织。开窍药作用机制与西药中的促醒类药物不同,对中枢神经系统的镇静、催眠和兴奋,开窍药物具有双向调节的作用。

综上所述,中风的发生是在脏腑功能失调基础上,即元气不足前提下,导致肝阳暴张,化火生风,气血逆乱,挟痰、瘀、浊毒,或蒙蔽脑窍,痹阻脉络;或因脉络受损,血溢脉外。脑窍受阻，神机失用，故"开窍法"是治疗中风急性期的重要方法之一，中医治疗中风虽然积累了一定经验，但在急性期抢救方面仍为薄弱环节，如何应用开窍法治疗中风急性期，值得临床进一步深入研究和探讨。

2."升清降浊"兼顾脾胃

气血逆乱、升降失常是导致急性中风病机之主要病因。气机升降出入有序，则可维持机体正常新陈代谢，协调脏腑阴阳平衡，从而完成精、血、气、津液的化生和输布。气机升降逆乱，脏腑功能失调，气血津液化生、输布障碍，产生风、痰、火、瘀等中风致病因素，这些病理产物，又可影响气机的升降。中风病急性期，或因情志不遂，致肝失疏泄；或为劳倦，而伤精耗液；或阴不敛阳，阳亢化风，均可导致气机逆乱，升降失常，上犯脑窍，发为中风。

（1）顾护中土，降浊为先

清代周学海《读医随笔》云："脾气升则肝肾亦升，故水木不郁；胃气降，则心肺亦降，故金火不滞……中气者，和济水火之机，升降金木之枢。"脾居中州，心肺居其上，肝肾居其下，人体气机升降运动，皆以脾为枢纽。心火下温于肾，肾水上济于心，肝气升于左，肺气降于右，肺的通调水道，肾的气化蒸腾，无不以脾胃为枢纽。脾主运化，胃主受纳，脾主升清，胃主降浊，二者互为表里，升降相因。脾胃升降失宜，枢机不利，则不但影响水谷精微之纳化、输布，还会影响整个人体之阴阳、气血、水火之升降平衡，清阳不升，浊阴不降，导致气血逆乱。中风急性期病机多为脏腑功能失调，气血逆乱，治疗上当调理脾胃，宣畅气机，升清降浊，使浊阴得降，则清阳自升，气血调和，故能"一气周流，土枢四象"。中风病急性期多以实证为主，急则治其标，祛邪为第一要务，虽为升清降浊，当以降浊为先，先令腑气通畅，邪有出路，气血得以恢复。

（2）痰瘀浊毒，源于中焦

风、痰、浊、瘀、火的产生，与中焦脾胃密切相关，脾胃之运化功能体现在运化水谷精微和运化水液两个方面。随着人们生活水平不断提高，过食肥甘厚味，劳动消耗减少，而生活压力相对增加，久而久之，脾不能运化升清，胃不能受纳降浊，水湿内停、聚湿成饮、酿痰化浊；或阴精不足，阴不敛阳，虚阳独亢，阳亢化风、化火；或情志不遂，气机郁滞，瘀血内阻。继而痰、瘀、浊诸邪日久化热、化火，伤津耗液；加之脾胃受损，脾不升清，胃不降浊，大肠传导失司，致腑气不通、糟粕内停、浊毒内生。中风病急性期，患者多痰、瘀、浊、火、宿食、燥屎并存，导致了病情进一步的发展。同时，风、火挟痰浊、瘀血上可逆乱于元神之府，闭塞清窍；下可扰胃肠，痰热互结，阻滞肠腑，发为痰热腑实证；入里则中脏，五脏失主，病情恶化，发为多种变证。

（3）下不言早，补不言迟

中风多为素有宿痰，遇劳倦、情志内伤等诱因，产生火、痰、瘀、虚，导致内风、腑实、窍闭。腑气不通，则火热、痰浊、瘀血之邪无下趋之路，则实邪肆虐无度；或病后长期卧床，肠蠕动减弱，气机不畅，肠内糟粕久滞，加重腑气不通，可导致病情加重或再中风的发生。所以，中风急性期，一定要保持腑气通畅，使浊气阴邪有出路，如有大便秘结，临床用药酌加理气降逆通便之品，保证大便顺畅，以软便或略溏为度。

当前社会条件下，人们的生活水平普遍提高，多食膏粱厚味，而膏脂多生痰浊，加之运动减少，致血行不畅，且中风后遗症期，多有痰瘀交织，故当有明确虚象时，方可投补益之品。

（4）升降消补　圆机活法

调理脾胃，升清降浊法治疗急性中风病，常选用大黄、枳实、厚朴、清半夏、羌活、葛根、柴胡、升麻、桔梗；固护中州，多选用党参、白术、山药、茯苓、甘草等。大黄入脾、胃、大肠经，其性沉而不浮，引邪下行，既泻无形之邪热，又泻有形之秽滞；枳实、厚朴可破气，导泻痰食积滞，以加强大黄通滞泻下之功；清半夏化痰降逆，桔梗味苦辛平，味厚气轻，为诸药舟楫，载之上浮，利气化痰，二者一升一降，相辅相成；诸药合用，将机体上下内外有机地结合起来，有"大气一转，其气乃散"之妙，共奏调和气机、升清降浊、和里通滞之功。党参甘温益气，补中焦，辅以白术、山药健脾燥湿，佐以茯苓渗湿健脾，使以炙甘草甘缓和中，燥湿相济，固护中土。中风病位在脑，高巅之上，唯风可及，可选择风药治疗，风药之名首见于李东垣的《脾胃论》，指羌活、柴胡、升麻、葛根等味薄气轻、药性升浮之品。羌活辛苦性温，质轻，能载药上行，直上巅顶，配合柴胡、升麻、葛根以调理气机、散化湿浊，顺应阳气升发之性，使清气得升。与前者合用，有降有升，寒热并用，表里兼顾。临床上，需根据证候，灵活加减。

三、中风后遗症期——莫忘化痰

多数学者认为，中风后遗症阶段以本虚为主，标实渐次，治疗上广泛应用补阳还五汤类，对于无明显气虚症状患者，应用活血化瘀药物治疗。而中风患者痰、瘀贯穿整个病理过程，尽管后遗症期以瘀为主，但仍有痰浊未去，且作为致病因素与病理产物，痰和瘀相互关联、相互影响，瘀血不去，气机受阻，气化不利，水湿运化不畅，聚而化痰；反之，痰浊阻络，气血运行不畅，势必造成血液瘀滞，两者互为因果，使病情缠绵难愈。鉴于两者密切关系，化瘀之时莫忘化痰。

四、中风防治——治未病须调畅气血

中风病发生主要原因在于脏腑功能失调、阴阳失衡、气血逆乱，加之多种诱因如虚、火、风、痰、气、血等，在一定条件下互相影响致阴阳不能相互维系而突然发病。因此，预防中风重在调整气血阴阳，使脏腑功能平衡，最终达到阴平阳秘的健康状态。日常生活中要注意摄生养慎，防患未然，特别是平素有眩晕、肢麻症状以及高血压、糖尿病、高脂血症病史者，应该注意日常防护，预防中风的发生；已患中风者，更应注意日常护理，以防止病情加重或再发他变；中风病愈者，结合体质、症状、体检结果，积极防治，以免中风复发。药王孙思邈亦重视治未病，提出"上医医未病之病，中医医欲病之病，下医医已病之病"，告诫人们要消未起之患，医于无事之前，"先安未受邪之地"，体现了中医治

未病思想，即未病先防，既病防变和病后防复。

　　中风病是临床常见病、多发病，尽管现代医学有了介入溶栓、手术微创等先进手段，并有卒中单元、康复措施，但是由于时间窗的限制及基层服务条件的水平有限，疗效并不尽善尽美，仍为后遗症多、致残率高、病死率高所困扰。由于临床医生对中风病因病机认识不同或有所侧重，开创了治疗中风的不同方法，且方法、手段越来越多，为中风治疗的临床实践提供了更多的思路。如何抓主证，灵活遣方用药，这是辨证论治关键，更是提高临床疗效关键。

中风各期临床治疗法则

关于中风病，《内经》将其描述为"击仆""偏枯""风痱""大厥"等。汉代张仲景在《金匮要略》中确立了"中风"的病名，自汉以来，历代多位医家均对本病进行了深入的研究，积累了丰富的临床经验。《内经》提出"年四十，而阴气自半也，起居衰矣"的论点，与现代普遍认为的人到中年以后，体质由盛渐衰相一致，加之脑血管病常常与高血压病、动脉硬化、心脏病、糖尿病、肥胖症等疾病直接相关联，故本病多是以虚损为主的内伤病，或虚中兼有实证。所以，中风具体治疗应分阶段、分病情，审时度势，各施其宜。

从三十余年中风病临床工作中，我们发现中风与风、火、痰、瘀、气密切相关，其中以痰、瘀为主贯穿中风病整个过程，两者常常交织难解，成为中风病发病、复发、致残的主要因素，在此基础上提出中风病总体治疗原则为"中风宜清"，初期以标实为突出表现，急则治标；恢复期由于风、火、痰、瘀、气各有所重，当"观其脉证，知犯何逆，随证治之"；后遗症期以"扶正顾本，莫忘痰瘀"为总治疗原则。

一、中风先兆——重视肝风内动

中风发病前，常出现一系列的中风先兆症状。临床常表现为一过性偏侧肢体不遂、偏身麻木、舌强语謇、黑蒙、失聪等，一般持续时间不超过2小时，能够完全缓解，但可反复出现。对于中风及其先兆症状的发病机制，一般多归纳为虚、火、痰、风、气、血六端，以肝肾阴虚或元气虚衰为基础，临床表现为反复性、发作性、短暂性，符合"风"的特点。中风病以中老年者居多，尤其平素内伤积损易致肝肾阴虚，若加之精血不足、脉道不充、血涩不行，即可导致血瘀；气虚无力运行血脉亦可致血流瘀滞，日久又可与痰、浊、瘀相结为患。肝肾阴虚、阴不敛阳、阳亢化风、风邪挟痰、上扰清窍、横犯肢络，中风先兆的出现，风阳上扰为发病关键之所在。因此，治疗上当平肝潜阳、息风降火为先，兼以化痰活血为法。

二、中风急性期——急则治标

中风初期，即现代卒中的急性期，一般指发病一周之内。中风病因，正虚为本，标实多因痰火肝风为患，体肥则多痰湿，体瘦多阴虚，面红目赤多为火热，舌强语謇、半身不遂多为风邪挟痰挟瘀阻络等。病机总体属于本虚标实，其治应以急则治标为旨，勿急于培元固本，切记补阳还五汤在中风初起或刚稳定之际应慎用，万勿孟浪而施。盖风为阳邪，易动、易升，木失水涵、虚阳上亢、阳亢化风，挟痰、挟火上犯清窍，脑失所濡，神昏窍闭；或阻于肢络而发偏枯，或阻于舌本而发语謇。虽为肝肾不足、水不涵木为本虚，但临床以肝阳上亢、风阳上扰、阳亢化火、挟痰上犯等标实为突出表现，应"急则治其标"。

结合现代影像学，我们可以把它理解为中医望诊的延伸，风阳挟痰瘀，或阻于脑络，或溢于络外，神明失主，杂症丛生。临床上无论有无神志改变，其发病因素相同，病理机制相同。因脑为清窍，有无神志障碍，只是与脑窍受阻部位、受损程度大小相关，既然脑窍受阻，故急性期治疗多采用辛香开窍为先。

三、中风恢复期——观其脉证，随证治之

中风病经过一周病程之后，大多进入恢复阶段，此期中风病不再进一步进展加重，病情趋于平稳，随之症状相对改善好转，肝火渐息，风阳渐平，此阶段虽风、火、痰、瘀、气俱可见，但以痰浊黏滞、胶着难去、脉道不畅、气滞血瘀多见，依据临床症状表现，治疗可有所偏重。依据中风本虚标实的特点，临床常以标实为突出表现，由于痰、瘀贯穿整个病理过程，时时抓住痰、瘀这两个重要环节，配合其他相应治疗方法，如血气凝滞、络脉瘀阻，配合通络法，以虫蚁搜剔之品为主，药用全蝎、水蛭、地龙、蜈蚣等。中风之痰，为无形之痰，临床上表现为肥胖、舌体胖大边有齿痕，苔白（黄）厚或厚腻，脉滑等，化痰药物可选择胆南星、清半夏、茯苓、石菖蒲、瓜蒌等；而痰为阴邪，"病痰饮者，当以温药和之"，使气血得温则行，遇寒则凝，温通法有助于祛痰祛瘀，药物可选择附子、干姜、肉桂、白附子等；腑气不通，大便不畅者，可配合通腑法，药物可选择大黄、枳实、厚朴、芒硝、桃仁等；气机逆乱者，浊气上冲可通腑降浊，药物可选择大黄、厚朴、枳实等；气滞者可选择理气之品，如柴胡、枳壳、木香等；以瘀血为突出表现者，如肌肤

甲错，面色紫暗，舌暗有瘀斑，脉涩等，配合活血药物治疗，药物可选择当归、川芎、红花、丹参等。待痰火清，肝风息，阴复阳潜，病情稳定，气虚征象显露时，再以补阳还五汤类治之。

四、中风后遗症期——扶正顾本，莫忘瘀痰

缓则治本，是中医辨证论治的重要原则。中风患者，若标实阶段已过，虚阳得平，相火得敛，本虚之证显露，正气虚弱，肾精不足，此时治之，应重视扶正气、益肝肾、养精血、强脾胃，使气充血旺，而肌肉、筋骨得养，对肢体之痿废失灵、僵硬不利均可起到康复作用。"精不足者，补之以味"，常用熟地、山药、桑寄生、山萸肉以填精益肾，肉苁蓉、巴戟天、杜仲、鹿茸补肾阳，枸杞、鳖甲、熟地滋补肾水。滋补肝肾，壮水制火潜阳的同时，更要注重后天之本。由于水谷精微源于脾胃，是气血生化之源，且中焦失运，与痰、瘀密切相关，中焦健运，气行血旺，则痰源绝。

长期临床观察发现，虽然中风发病为本虚标实，但真正表现出元气大伤者并不多见。中风虽然致病因素较多，但以痰、瘀最为突出，且贯穿中风病整个病理过程，因此，即使在中风后遗症期，治疗上亦莫忘痰、瘀，掌握"中风宜清"的原则，治以化痰活血。

五、瘥后防复

中风病，复发率高，严重威胁着人们的身体健康，因此预防中风瘥后再发意义重大。结合患者体质，根据患者临床

症状，辨证论治，如面色发红、头脑胀痛、目赤口苦、急躁易怒、尿黄便秘、舌红、苔薄黄、脉弦者，证属肝阳上亢，可服用天麻钩藤丸；头晕、头重、胸闷、时有意识迷糊、昏昏欲睡、手足麻木、形体肥胖、不欲饮食、舌红胖大或有齿痕苔白腻等，证属痰浊上蒙，可服用半夏白术天麻丸；腹胀、便干便秘、头痛目眩、咯痰或痰多、舌质暗红苔黄腻、脉弦滑者，可选择牛黄清心丸；眩晕耳鸣、手足心热、咽干口燥，舌质红而体瘦少苔或苔腻、脉弦细数者，可选择镇肝息风丸；气短乏力、口角流涎、自汗出、心悸、便溏、手足肿胀，阳虚者兼有形寒肢冷，舌质暗淡边有齿痕、舌苔白、脉沉细者，可选用人参粉和三七粉，两者配伍比例 3 : 7，每天 2～3g，口服。

同时，对导致中风病的发病因素积极预防，首先中风病与年龄密切相关，所以老年人更应注意；其二，从饮食上，荤素搭配，多食易于消化物，可适当多吃一些蔬菜、水果，以保持大便通畅；其三，保持情志舒畅，切忌恼怒忧思，怒则伤肝，忧思伤脾，与中风发病因素风、痰关系密切；其四，适寒温，天气寒热交替之际，中风发生率明显增加，所以要远寒、远热，注意日常防护，"虚风贼邪，避之有时，恬淡虚无，真气从之，精神内守，病安从来"。

中风治疗八法

一、通络法

气虚血行不畅，气滞血行不利，或寒凝，或血热互结，或湿滞络脉，或痰阻络道，或邪气犯络等均可引起脉道气机郁滞而血行不畅，致血气凝滞、络脉瘀阻。多见于中风急性期，以虫蚁搜剔合辛香通络法为主，药用全蝎、水蛭、地龙、蜈蚣、穿山甲等，配伍桃仁、红花。中风后遗症期，治以补气通络为主，常用黄芪、人参、白术、当归、桃仁、红花、川芎、赤芍、地龙等，强调黄芪应该重用，一般用量在30g以上，且宜用炙黄芪。

二、搜剔法

中风以风冠名，足以说明本病与风的关系。临床辨治，尤其是中经络之辨治，往往以祛风为其主要治疗之法。临床常用之大秦艽汤，用众多风药疏散风邪而被称为"六经中风轻者之通剂也"；如张锡纯之镇肝息风汤，重用介类药镇潜息风而成为治"类中风"之良剂；《医学心悟》之解语丹，以祛风痰药为主开窍化痰息风，成为治中风言语不利之代表方剂。诸如此类，说明前人治疗中风时，对风药的应用尤为重视。笔者在临床中体会，治疗中风用风药当以虫类药为优，因中医历来就有"介类潜阳""虫类搜风"之说，认为虫类药通达剔透，有搜风通络之效，最适宜风中经络者。在辨证基础上，灵活应用虫类药，如全蝎、蜈蚣、白僵蚕、地龙等，确能明显提高疗效。

三、化痰法

化痰法是中风病治疗、康复的主要手段之一，化痰法应贯穿治疗始终，急性期应与开窍法、通腑法配合，恢复期当与活血、息风、通络诸法合用。化痰法的运用，不受其证有无有形之痰的限制。此法的药物配伍，如痰热蒙蔽清窍配合安宫牛黄丸，痰浊阻窍配合苏合香丸，痰瘀互结配合通窍活血汤，痰阻络脉配合补阳还五汤，风阳挟痰配合镇肝息风汤。常用的化痰药物：胆南星、法半夏、茯苓、石菖蒲、瓜蒌、白附子等。

四、开窍法

开窍法起初多为外感致神昏，邪陷心包而设，历来认为中风不出现神昏不可用，神苏则止，否则可"引邪深入，易耗伤元气"。但对邪在心、脑之中风，未见有早期使用芳香开窍法可致病情加重的文献报道。从所观察对象的临床症状分析，神志异常是缺血性中风的主要症状之一，这部分患者无疑适合使用芳香开窍法；无意识障碍的患者，配合使用芳香开窍药亦能明显提高临床疗效，并未见病情加重、耗伤元气的表现。中风之中经络和中脏腑，其病机均为脑窍闭阻，如中经络发展为中脏腑，需及时地开通闭阻之脑窍，以阻止疾病的进一步发展。常用开窍之药：麝香0.2g，牛黄3g，石菖蒲20g，郁金12g等，常佐大黄通腑降浊，协助醒神开窍。

五、温消法

中风患者，或形盛气弱，或嗜酒肥甘，易内生痰饮，阻塞经络，蒙蔽清窍，发为昏仆，㖞僻不遂，所谓"肥人多痰湿，善病中风"即是此义。中风因痰湿为病，病程较长，易成为顽痰之证，故中风治痰颇为重要。关于痰饮的治疗，除按常法以外，应牢记《金匮要略》中"当以温药和之"的治疗大法。瘀血作为中风的发病因素，既然是瘀血内阻，就应当采用活血化瘀的方法，同时需佐以温阳药物。因中风之瘀血，多病程长，瘀结甚，此瘀阻之血，非温阳不通，正如《素问·调经论》云："血气者，喜温而恶寒，寒则泣不能流，温则消而去之。"只有活血化瘀与温阳之法相结合，才能达到以温阳助祛瘀，瘀消络利窍通的目的。

六、通腑法

通腑法在临床运用过程中应注意以下几点：①腑气畅通是中风病治疗、康复的关键所在，故通腑法应贯穿治疗始终。急性期应与开窍法配合，恢复期当与益气、活血、化痰、息风、滋阴诸法配合应用。②通腑法的运用不受其有无腑实证的限制。有腑实则药证相应，自当用之；无腑实亦治下助上，活血化瘀，潜纳风阳。③通腑法应用时，痰热腑实宜通腑泄热，阴闭或内闭外脱可用温下。④通腑法的临床主要药物是大黄，其用量用法应因人因证而异。因"大黄，生者气锐而先行，熟者气钝而和缓"，故量大、后下、短煎则泻下作用强；久煎、酒制则活血、通腑作用减轻。用量在5～30g，可采用口服、鼻饲或灌肠等不同给药途径。

七、调气法

中风病治疗重在调气，急性期重在降气通下，稳定期重在行气活血，后遗症期重在益气通络。

1. 降气通下

在中风急性期，"痰热互阻"是其主要病机，中焦脾胃升降功能失常是决定病情转化的中心环节。痰火炽盛，瘀血阻滞，皆可使中焦枢机不利，升降失常，壅塞隧道，邪热燥结，腑气不通，形成大塞大壅之腑实证。腑气不通，浊邪上扰，心神昏蒙，意识障碍，使病情加重。根据"脏邪以腑为通路"的原则，中风急性期应以降气通下为主，使风阳可降，气血转引而下，神明自清。降气通下，腑气通畅，气机升降复常，气血得以输布，通痹达络，可以促进半身不遂等症状的好转。可见正确且及时地应用降气通下法，是抢救急性中风成功的关键。

2. 行气活血

中风病机总不离瘀血，其治疗当以活血为第一要义。中风患者急性期过后，出血者脑络破损，血溢脉外，凝聚成块，离经之血瘀于脑府，致使脑髓壅滞，元神被困，五脏失统，六腑气闭，肢体失和；缺血者脑脉瘀阻，气血运行不畅，新血不生。不活血无以通其经，活血化瘀能通经活络、散结除瘀、祛瘀生新。"气为血帅"，是推动血液运行的动力，气行则血行，活血必先行其气。因此，行气活血为其治疗要旨，常用血府逐瘀汤。

3. 益气通络

中风病稳定期过后，部分患者仍遗留有血瘀痰阻之证，如口舌喝斜，语言不利，半身不遂，或兼见面色无华，患侧手足僵硬，筋脉拘急之象。中风病实为标而虚为本，急性期过后标实消除而本虚显见，再加久病多虚，病久多伤气，如《医林改错》曰："元气既虚，必不能达于血管，血管无气，必停留而瘀。"生理上，气血津液是密不可分的统一体，而其中气起主导作用，气行则血行，血液的循行要靠气的推动作用，气虚则血行无力或血停；气行则津行湿化，气虚则湿停痰生。元气不足，则血络瘀滞、气血虚弱、筋脉失养。因此，益气扶正甚为必要，而宜辅以活血、化痰、通络，常用补阳还五汤。

调气者既可降气泻下以祛实，行气以导滞，又可益气以扶正。因此，应分清标本缓急分期，随证施治，气逆降之，气滞通之，气虚补之，使气机调畅，血行正常，内风自息。

八、化瘀法

中风病位在脑络，缺血性中风与出血性中风的区别是血瘀阻塞脑络与络破血溢成瘀之不同。瘀血在中风的病机中占重要位置，活血化瘀可以消除瘀血，恢复受损部位的血液供应，"治风先治血，血行风自灭"，活血化瘀之法应贯穿中风后遗症的治疗始终。但中风患者多为老年人，阴阳偏衰，调

033

摄气血功能低下，且活血之品多温燥，有耗血动血之弊。若求配伍一味攻伐，则极易导致出血，所以中风患者使用活血化瘀药须适量，用药一段时间后，可递减药量。常用之品有水蛭、丹参、川芎、桃仁、红花等。中风患者患肢肌张力偏高、筋脉拘急、屈伸不利，可加鸡血藤、忍冬藤、钩藤等舒筋活络药，在活血化瘀的基础上随证选用，则可缓解患者的痉挛性瘫痪、挛缩等症状。

　　中风治疗方法虽列以上八种，但根据个人经验体会，还有其他方法未能囊括，且在临床施治过程中，各种方法交替、叠加使用，需要灵活掌握。

应用"下法"治疗中风

中风之病血气并走于上，致血菀于脑，予以通腑之法泻下阳明，则可引血下行使上逆之气血得以顺畅，元神之腑亦可自清。中风急性期标实为主，急则治其标；肝阳暴亢、阴虚风动、风痰血瘀、痰浊闭窍、气虚血瘀等诸多证候，阴阳失调、气血逆乱则为其本。此时痰热瘀互结，腑气不通，可加重气血逆乱，清阳不升，浊阴不降，闭阻清窍，神失所主。当务之急，应在辨证以镇肝息风，平肝潜阳，益气养阴，化痰开窍，活血化瘀的基础上，"急下之"。

所谓下法，是指通过泻下作用的药物，攻逐体内积滞，通泻大便，以逐邪外出的治疗方法，是中医治病八法之一。此法并非单纯通便，如长期误入攻下，伤及脾胃则气更虚，气虚则水湿停滞郁而生热，湿热内生，则清阳不升，浊阴不降，上下不通，便秘更甚，虚实夹杂而难治。治疗首先降胃腑，引气血下行，直折阳亢之势；其次清热泻火，通过通腑达到泻火的目的，谓之"釜底抽薪"；其三通过清除胃肠痰热积滞、瘀血浊毒，达到开窍目的，使之不得上扰神明。此法，是中医的重要治疗方法则之一，始于《内经》，成熟于《伤寒论》，发展于《温病条辨》。"下法"治疗中风，被历代医家广泛应用于临床。

一、中医经典对"下法"的认识

《素问·至真要大论》云"结者散之，留者攻之"，即气血郁滞的用疏散法，饮食停滞的用攻下法。《素问·阴阳应象大论》云"其高者因而越之，其下者引而竭之，中满者泻之于内……其实者，散而泻之"，认为病在上焦者，可用吐法；病在下焦者，可用疏导法，病在中焦而脘腹痞满者，用下法；病实证者，可用散法和泻法。

《伤寒论》中"下法"的代表方是泻阳明实邪的三承气汤，临床上应用广泛，为历代医家所重视。《伤寒论》和《金匮要略》共有四十四条原文论述此三方病证及使用，均为泻阳明之热，用于阳明腑实壅滞证。其二，和解通下的大柴胡汤，用于少阳兼里实证。其三，化瘀通下的方剂如桃核承气汤、抵当汤、大黄牡丹汤等，适于下焦蓄血证、肠痈初起。其四，缓通润下的麻子仁丸，适于肠胃燥热，津亏便秘。

《温病条辨·中焦温病证治》有："阳明温病，下之不通，其证有五，应下失下，正虚不能运药，不运药者死，新加黄龙汤主之。喘促不宁，痰涎壅滞，右寸实大，肺气不降者，宣白承气汤主之。左尺牢坚，小便赤痛，时烦渴甚，导赤承气汤主之。邪闭心包，神昏舌短，内窍不通，饮不解渴者，牛黄承气汤主之。津液不足，无水舟停者，间服增液，再不下者，增液承气汤主之。"新加黄龙汤主治阳明腑实、阴液阳气两伤之证，宣白承气汤为痰热壅肺、肠腑热结之候，牛黄承气汤为热入心包兼阳明腑实证，导赤承气汤为小肠热结、膀胱水热互结证，增液承气汤为腑实阴伤证。在整个治疗过程中，贯穿了滋阴保津的学术思想，祛邪的同时不忘扶正。

二、历代医家应用"攻下通腑法"治疗中风

朱震亨在《丹溪心法》中说："若气滞者难治，宜吐之。可下者，此因内有便溺之阻隔，故里实。若三五日不大便者，可与《机要》三化汤，或子和搜风丸，老人只以润肠丸。"论述了实热证和津亏便秘的治疗。楼英的《医学纲目》亦有中风"如中府，内有便溺之阻隔，宜三化汤或《局方》中麻仁丸通利之"。以及程国彭在《医学心悟·论中风》中说："中藏者，中在里也。如不语，中心；唇缓，中脾；鼻塞，中肺；目瞀，中肝；耳聋，中肾。此乃风邪直入于里，而有闭与脱之分焉。闭者，牙关紧急，两手握固，药宜疏通开窍，热闭、牛黄丸，冷闭、橘半姜汁汤。其热闭极甚，胸满便结者，或用三化汤以攻之。"此外，王肯堂在《证治准绳·中风》叙述："或大便闭塞者。三化汤下之。内邪已除，外邪已尽，当以羌活愈风汤常服之，宣其气血，导其经络。病自己矣。或舌謇不语者，转舌膏，或活命金丹以治之，此圣人心法也。或有中风便牙关紧急，浆粥不入，急以三一承气汤灌于鼻中，待药下则口自开矣，然后按法治之。"张锡纯的《医学衷中参西录》亦云："若其证甚实，而闭塞太甚者，或二便不通，或脉象郁涩，可加生大黄数钱，内通外散，仿防风通圣散之意可也。"以上医家都肯定了通腑法是治疗中风病的重要方法之一。

三、现代对"下法"治疗中风的认识

中风患者因其气血逆乱，升降失常，更容易出现腑气不通的症状，饮食入胃，经过脾胃运化，吸收其精华之后，将所剩糟粕由大肠传递而成大便。如胃肠功能正常，则大便畅通；若久经卧床，肠胃受病，或因燥热为结，或因气滞不行，或因气虚传导无力，或血虚肠道干涩，以及阴寒凝滞皆能致便秘。

中风之腑气不通、大便秘结，与阳明腑实证是有原则上的区别的。两者形成的病因不同，阳明腑实证，主要是伤寒入里化热，或温热从上焦肺卫而入，下传中焦胃腑，造成里热炽盛，津液耗伤，大肠干燥，大便秘结难行。临床表现为痞、满、燥、实、坚等症状，阳明腑实证重在泻下积滞，使邪热得去，则阳明腑实自除，用三承气汤或增液承气汤，可通其脏腑，开其闭塞。中风病急性期，多为风火相煽，气血逆乱，脾胃为气机升降之枢纽，胃腑失于通降，腑气不通，痰瘀热毒留滞，大便不畅，数日不行者，形成中风病的腑实证，浊邪上犯，神明被扰，变证丛生。中风腑实证临床表现往往以大便不通为主，大便数日不行，大便干燥，或大便不畅，偶有腹胀，而痞、满、实热、腹痛甚至疼痛拒按不明显，或是没有这些表现，治当以通降腑气为主，使腑气得通，浊气得降，清气自升，升降相宜，气血调和，阴平阳秘。中风腑实同时还兼有肝风、阳亢、痰阻、瘀滞、窍闭等相关病因病机。

现代医学证明，下法可加速肠内容物排泄，降低肠腔内

毒素浓度，改善大脑血液灌注，促进血液循环，通下大便时间越早，积滞便排出越多，内毒素吸收越少，对减轻脑水肿、降低颅内压有积极作用。

总之，不论是中风病的急性期，还是恢复期，早期准确的应用泻下法则，有利于中风病的康复。

四、"下法"之大黄古今概述

中医运用大黄历史悠久，积累了丰富的经验。《神农本草经》记载："大黄味苦寒，主下瘀血，血闭寒热，破癥瘕积聚，留饮宿食，荡涤肠胃，推陈致新，通利水谷，调中化食，安和五藏。"张元素注其有"泻诸实热不通，除下焦湿热，消宿食，泻心下痞满"之功效。现代大黄临床应用更为广泛，据调查，全国第一、第二批名老中医330人，其中73位擅长使用大黄，以江苏、上海、河北、山东、天津等地医家为多，主治病症多达143种。

1. 大黄在治疗中风中的作用

（1）通腑醒脑

中风病是脏腑功能失调，气血逆乱，血随气逆，上扰脑神，闭阻脑脉或血溢脑脉，致神识昏蒙、半身不遂的病症。《素问·调经论》云："血之与气，并走于上，则为大厥。"治疗当直折其上逆之势，如《雪雅堂医案》所云："血之并于上者，不能下降，不可救药矣。"急性中风病临床常见便闭不通、腹胀、舌苔黄腻或黄燥诸症，此为腑实积热，腑气不通，浊气上熏所致，应用大黄及时清除痰热积滞，以免风火相煽，交织难解，即使初始腑实积热不明显，也应投药在前，以防其变。常用生大黄 10～30g，配瓜蒌 15g，石菖蒲 20g，水煎 150～200mL，灌服或鼻饲，每日 2 次分服，以大便稀溏为度，可连续通腑导痰，直至腑通苏醒。腑通热泄，引血下行，热势孤立，风邪自消，虽未平肝息风潜阳，却达到了直折肝阳暴亢之势，起到上病下取，急下存阴而风邪渐息的目的。临证患者服用大黄通便 2～3 次后，神志常有不同程度改善，发热渐退，腹胀减轻，舌苔从黄厚浊腻转白转薄，确实起到了釜底抽薪的治疗作用。此时，神志好转及大便稀溏者，以制大黄易生大黄以减其泻下之力，通调胃肠，使腑气通畅，浊气下行，促进胃肠功能恢复。

（2）活血祛瘀

血瘀是中风病的本质，贯穿于中风病整个发病过程，活血化瘀是治疗中风的主要治法之一。中风急性期多以标实证为急，本病平素多有痰瘀阻于脑络，脏腑功能失调，气血逆乱，升降失常，腑气壅滞，浊气上蒙清窍，治疗上不仅要通腑，还应逐瘀。正如《血证论》所云："瘀血不去，则新血断无生理。"大黄除擅长泻热通腑外，并能逐瘀通经，腑气一通，风火得降，升降通调，气血调畅，瘀邪得除。用大黄配当归、益母草以逐瘀破结、养血通络。对于出血性中风，宗《血证论》"见血休止血，首当祛瘀"之旨，用大黄配三七为主，大黄破瘀通腑，通瘀而不伤正；三七止血化瘀，止血而不留瘀，一通一涩，达到不止血而血自止的目的。大黄并非专为通便，而意在逐邪。应用大黄，贵在于早，若等大便秘结数日，此时痰、瘀、热、积交织，变证迭起则正气难复。

（3）解毒通络

王永炎院士提出的"毒损脑络"学说认为，中风是由于毒邪损伤脑络，络脉破损或络脉拘挛瘀闭，气血渗灌失常，致脑神失养，神机失守，形成神昏窍闭、半身不遂的病理状态。脏腑虚损，阴阳失衡，使体内的风火、痰浊、瘀血等病理产物不能及时排出，上犯于脑，胶结于脑络，久郁酿毒。治法当从"解毒通络"入手，毒邪去则络脉畅，气血调和，神明自复。用酒制大黄配伍地龙、白僵蚕可解毒通络，大黄酒制后善清上部血分热毒，使久郁脑络的痰、瘀之毒得清，地龙、白僵蚕搜剔通络，畅利枢机，疏导蕴结之热毒。除中风脱证之外，大黄可应用于各种证型的中风，关键在于配伍。中风为本虚标实之证，虽然虚证存在，但急则治其标，只要有可通之证，可用大黄祛邪为先，邪去则正自安。

2. 大黄的使用时机

临床上一般认为，应用大黄必须符合便秘、舌苔黄腻、脉弦滑三个基本特征。中风急性期则不必拘泥于此，大黄虽苦寒、泻下，用于阳明腑实证，但大黄亦可安和五脏、补虚调气。中风患者常因气血亏虚、脾虚不运、气机升降失调而见腑气不通，此时应用大黄，其道理在寓补于攻之中，大黄可通腑气、除积滞、安五脏、消腹胀、调气血，应用大黄后，矢气一通，腑通便畅，则腑闭诸症悉减。否则，腑气不通，大便秘结，可使病情加重或再发中风。中风的病机特点主要为气机升降失常、腑气不通，因此只要不是脱证，在急性期皆可以通利为主，而不必拘泥于痰热腑实证。把握通下时机非常重要，临证中发现，发病即用大黄等通腑者，腑闭易通；发病数日，神昏加重，出现应激性溃疡等并发症后，再用通腑图治很难奏效，故应用大黄以早为佳。

3. 大黄的用量、用法及配伍

（1）用量

按体质强弱、病邪轻重、病势缓急选择药量大小及配伍。中风急性期，若患者腑气不通，热毒较重者，应重用至15～30g，且生用、后下，充分发挥其攻下热毒、泻下积滞之功，可配伍枳实、芒硝、瓜蒌等增强通腑导滞之力；若患者热毒症状较轻，且以瘀血为主者用酒制大黄9g，与其他药物同煎，使其发挥活血之功；若为出血性中风急性期，可用大黄炭12g，配伍三七（研末冲服）3g 止血化瘀。大黄用量应依大便而定，一般控制大便日行 1～3 次，稀软便为佳，若呈稀水便且次数过多，甚至伴有腹痛，提示大黄用量大应酌减。患者对大黄的敏感性和耐受性存在个体差异，有的患者用 5g 即出现腹泻症状，有的用到 30g 时大便才通畅，临床上应因人而异，灵活运用。

（2）用法

生大黄泻下力较强，欲荡涤腑实者，宜生用，入汤剂应后下，或用开水泡服，久煎则泻下之力减弱。酒制大黄泻下力减弱，活血祛瘀作用增强，适于瘀血偏重及不宜峻下者，且善清上焦头面血瘀热毒。"欲升降兼行者，半生半熟"，以生大黄、熟大黄各半同用，既能达到通腑目的，又不致泻下太过而致伤阴。大黄炭或大黄粉则具有收敛作用，多用于出血性中风急性期或中风合并应激性溃疡者。对于年迈体弱者，宜用制大黄以避其苦寒，或以生大黄配伍甘草以缓其泻下之力。

（3）配伍

古代医家在应用大黄时有"气虚同以人参，血虚同以当归"之验。在临证中气虚常配以黄芪、党参扶正通便，血虚配以当归、生何首乌养血通便，阴虚配以玄参、生地黄、麦冬滋阴通便，阳虚配以肉苁蓉、黑芝麻温阳通便，阳明腑实证者，配软坚散结行气药，如厚朴、枳实、芒硝等；阴闭诸证者，可伍干姜、附子以温下积滞。

4. 大黄的种类与炮制

大黄为蓼科大黄属植物，具有重要的药用价值和经济价值。因其个大、色黄而得名，历代医家常用，经久不衰，以青海产"西宁大黄"以及甘肃产"河州大黄""凉州大黄""铨水大黄"较为驰名。此外，大黄属的其他品种在不同地区也作药用。我国大黄属植物资源丰富，约有40多个种，分布在西北、西南及华北地区。

根据大黄炮制方法的不同可分为：①生大黄，取原药材，除去杂质，大小分开，洗净，捞出，淋润至软后，切厚片或小方块，晾干或低温干燥，筛去碎屑；②酒大黄，取大黄片或块，用黄酒喷淋拌匀，稍闷润，待酒被吸尽后，置锅内，用文火炒干，色泽加深，取出晾凉，筛去碎屑。每100 kg大黄片或块，用黄酒10 kg；③熟大黄，取大黄片或块，用黄酒拌匀，至酒被吸尽，装入炖药罐内或适宜蒸制容器内，密闭，隔水炖或蒸至大黄内外均呈焦黑色时，取出，干燥。每100 kg大黄片（或块），用黄酒30 kg；④大黄炭，取大黄片（或块），置锅内，用武火加热，炒至外表呈焦黑色时，取出，晾凉；⑤醋大黄，取大黄片或块，用米醋拌匀，稍闷润，待醋被吸尽后，置锅内，用文火加热，炒干，取出，晾凉，筛去碎屑。每 100 kg 大黄片或块，用米醋15 kg。

5. 大黄的现代研究

现代研究发现，中风急性期胃肠蠕动受到抑制，肠内容物积留过久不仅会产生便秘，而且肠源性内毒素又进一步加剧了脑血液循环障碍。因此，通腑泻下能排除肠中代谢废物，改善血液循环，降低腹压，从而降低颅内压，减轻脑水肿，对恢复大脑功能有积极作用。通腑逐积首选大黄，以其通腑、逐邪热、下燥屎、祛瘀血之功，既能泻无形之邪热，又能除有形之积滞，使上逆之气血下行，气血调和，升降有常，从而阻断体内的风、瘀、痰、火、积滞等相互交织。现代药理研究证实，大黄的通腑泻下作用，不仅清除了肠中燥屎、毒素，使气机通畅，还可通过渗透作用促使组织间液向血管内转移，有利于组织周围缺血水肿的消退，使患者的血黏度、红细胞压积和全血黏度下降，抑制血小板聚集。大黄有降压、降胆固醇作用，并能降低血管通透性及缩短出血时间和凝血时间，改善血管脆性，对金黄色葡萄球菌、肺炎双球菌、大肠杆菌等有较强的抑制作用。大黄具有兴奋和抑制胃肠的双重作用，前者物质基础是番泻甙，后者的物质基础是鞣质类，故应用时量大可产生泻下，量小出现便秘，因鞣质的收敛作用掩盖了含量过少的泻下成分，故用大黄10～30g 左右以达到通腑泻下的目的。大黄因产地、品种不同，应注意其副作用，如服用唐古特大黄能导致腹痛，常配伍白芍药、木香等理气解痉以减少大黄副作用。

　　总之，大黄能攻能守，具有双向调节作用，量大则泻，量少则敛，生用则降，酒制则升；体实者宜攻而生用，体虚者攻补兼施宜制用。运用中应根据病情轻重缓急、寒热虚实，或苦寒直折，或根据兼症配伍，生、制择用，剂量多少因体质而定，或口服，或鼻饲，或灌肠，灵活应用，方能运筹帷幄，得心应手。

"清补兼施法"治疗中风后遗症

中医认为，中风后遗症亦属于中风范畴，是中风发展阶段之一，一般指发病后 6 个月，患者因患中风所留下不同程度的后遗症，如半身不遂、语言謇涩、吞咽困难等。本病特点是本虚标实，受清代名医王清任影响，临床医家多认为是气虚血瘀，常常忽略了脾、肾两脏及痰浊等对中风恢复的影响，临床应该给予重视。

一、对中风后遗症病机及相关脏腑的认识

1. 中风后遗症病机特点

中风发病先有阴阳失衡，气血逆乱为患，进入后遗症期，病情由重转轻，由危转安，但痰、浊、瘀、毒残余之邪未净，气血未平，脉络失和，津液循行受阻，又产生痰、浊、瘀等物，蕴久酿毒，清气不升不入，浊气不降不出，脑窍闭阻，故多遗留有半身不遂、偏身麻木、口角㖞斜、吞咽困难等。病久必伤及元气，如王清任所言"元气既虚，必不能达于血管，血虚无力，必停留而瘀"，其认为气虚血瘀为病机，并创制补阳还五汤。然而，导致中风后遗症的因素除虚（元气虚）及瘀外，还有痰、浊、毒等，无论虚还是瘀、痰、浊的产生，皆与脾肾密切相关。

2. 脾胃与中风后遗症的关系

脾胃为后天之本，痰、浊、瘀、毒等病理产物的产生，多源于中土。《脾胃论·脾胃盛衰论》中言："大抵脾胃虚弱，阳气不能生长……令人骨髓空虚，足不能履地。"脾主运化，脾胃为后天之本，运化水谷，是气血生化之源，机体功能的康复需要经脉气血的濡养，一旦气血生化乏源，则体内正气亏虚，气虚则运血无力，导致体内瘀血产生；脾又主运化水湿，脾失运化，水湿内停，湿聚成饮、成痰、成浊，中风后遗症期，患肢均有不同程度的肿胀，《素问·至真要大论》曰"诸湿肿满，皆属于脾"，即水肿胀满皆因脾失运化，湿浊内停所致。《素问·经脉别论》曰"饮入于胃，游溢精气，上输于脾，脾气散精，上归于肺，通调水道，下输膀胱，水精四布，五经并行，合于四时五脏阴阳，揆度以为常也"，详细论述了脾气宜升，将水谷精微吸收和上输于心肺，通过心肺作用化生气血，输布周身，使五脏六腑、四肢肌肉筋脉得以充养。若精微不足，清阳不升，则浊阴不降，上闭清窍，痰、浊、瘀等病理产物，郁久酿毒，诸邪互结，日久入络，则交织难解，直接影响中风患者的恢复。

3. 肾与中风后遗症的关系

中风多发生于50岁以上人群，说明与年老肾虚有关。肾为先天之本，肾主水、藏精、生髓，通于脑。肾主水，即肾的蒸腾气化作用，使水液输送到全身，若输布功能失常，则水液停聚，三焦不畅，清阳不升，浊阴不降；肾藏精生髓，髓为肾中精气所化生，脊髓上通于脑，髓聚而成脑，故称脑为"髓海"。肾中精气不足，"髓海不足，则脑转耳鸣，胫酸眩冒"，阴精不足，作强无力，则运动不灵，表现为中风后偏瘫侧痿软无力；肾为先天之本，先天不足，后天失养，中焦阳气不振，造成纳化失常。中风病急性期，针对肝风、腑实诸实热证，滥用苦寒之品，或静脉输入大量液体，无不伤及元气，直接影响到中风恢复期患者的康复。

4. 虚、痰、瘀与中风后遗症的关系

中风进入后遗症期，风、火的因素多已去，但正气渐亏，痰、浊、瘀、毒交织，闭阻清窍、肢络。痰浊是人体代谢失衡的产物，瘀血是气血运化失常的产物，痰浊来源于津液，瘀血来源于血，痰浊、瘀血结合，是中风的病理基础，而虚是导致中风后遗症的关键。王清任在《医林改错》中云"元气既虚，必不能达于血管，血管必停留而瘀"，明确指出虚与瘀血的关系。朱丹溪于《丹溪心法》中亦提到"多是湿土生痰，痰生热，热生风也"，指出痰与中风关系。痰浊瘀毒，蕴结于脑，郁久腐化，久则凝聚成毒，损伤脑络，发为中风。虚是中风后遗症发生的重要因素，但中风恢复的结果除了与致病因素相关外，正气作用亦不可忽视，"正气存内，邪不可干"，中风后遗症期，正气亏虚是本，痰浊和瘀血相互纠结是标，病机复杂，影响中风患者后期的恢复。

二、清补兼施是治疗中风后遗症的基本法则

中风宜"清"，围绕这条主线，结合病机特点辨证论治，后遗症期正气亏虚，治疗上"清补"兼施。清，即清除中风之致病因素及病理产物——风、痰、瘀、火、浊、毒；补，即培土固元、扶助正气，而元气的产生与脾肾最为密切。

中医有"血瘀则痰滞"之说，中风后遗症多见挟痰挟湿，临床可见患者有流涎、肢体肿胀等症状。痰湿重浊黏滞，与瘀血相结，阻滞气机，使诸症更甚。湿浊内阻，则黄芪等补气之品不济；痰浊阻络，则川芎等活血之物效亦微。故活血同时配以祛痰，"痰祛瘀自消"当选用川芎、当归、红花、牛膝、郁金、石菖蒲、僵蚕、地龙、清半夏、胆南星、瓜蒌等药共奏活血化瘀、祛风通络之功。

中风后遗症患者多元气损伤，脾胃虚弱，受纳失常，用药会出现虚不受补的情况。补阳则有助火助痰之嫌，补气可因痰湿内阻和腑气不通，而导致气滞、气逆。调治脾胃，升清降浊法，补药补而不滞，升降相宜，相辅相成，使经脉通畅，以绝生痰之源。辅以健运中焦之品，如人参、黄芪、白术、山药、茯苓、甘草等，补后天之气，其中又以黄芪补气见长。脾胃为后天之本，固护中央，通达四旁，以后养先天，培元固本。王清任之《医林改错》中名方"补阳还五汤"，从大补元气入手，是治疗气虚血瘀证的典范。欲补先天，需与补肾药同用，虚者多为阳气受损，故常用杜仲、桑寄生、补骨脂等，亦用小量附子、肉桂益火补土。《济生方》中诸如参附、芪附、茸附等温补脾肾之剂多见，开辟了温补之先河，用于临床常有事半功倍之效。

中风后遗症，补虚不宜过早，在培元固本同时，需适当加入理气之品，因补有致滞之嫌，理气之品为动力药，可使气机调畅，临床上常选用陈皮、枳壳等药。

中风为顽疾，非一方一法所能解决，临床在采用中药口服的基础上，配合中药外敷、熏洗、针灸、康复训练等综合治疗。外敷、熏洗常用苏木、鸡血藤、羌活、艾叶、伸筋草、骨碎补等药，针刺常选曲池、外关、合谷、足三里、阳陵泉、太冲、廉泉、百会等穴，灸法常用大青盐粉填平神阙穴，隔姜灸治疗。通过以上的综合治疗，临床常获满意疗效。

针药并用治疗中风合并顽固性呃逆

呃逆为中风常见并发症之一，往往使患者坐卧难安，甚至无法进食，彻夜难眠，给患者带来极大痛苦。中风患者常发生呃逆，多为顽固性，治疗比较困难，日久可致原发病加重。现代医学认为，呃逆系由各种刺激因素引起迷走神经兴奋性增高所致膈肌痉挛，施以解痉、镇静、止呕的药物，但对顽固性呃逆效果不甚理想。顽固性呃逆缠绵不愈，可长达数日数月，患者彻夜难眠，或伴有其他并发症，以致预后不良。中医学认为，呃逆多由饮食不节、情志不和、正气亏虚所致。以胃气上逆动膈，喉间呃呃连声，声短而频、连续或间断发作，不能自止为主要表现。治疗时，需辨其寒热虚实，施以温清消补。

针刺治疗：人迎穴属足阳明胃经腧穴，针刺人迎穴能够调节机体阴阳平衡，疏通经络，调达气血，和胃降逆止呃。解剖学证实，人迎穴深层为交感神经干，外侧有舌下神经降支及迷走神经，针刺人迎穴，可调节迷走神经的兴奋与抑制，从而达到止呃逆的作用。患者取仰卧位，人迎穴位常规消毒后，选28号毫针，左手食指触摸颈动脉，避开浅静脉，以右手持针快速刺入皮下，再缓慢进针1寸，只捻转不提插，以针刺部位产生酸、麻、胀、重等感觉为宜，且针感向胸部放射为得气，得气后留针3～5分钟，再缓慢出针，拔出针后迅速压闭针孔 1～2 分钟。由于其穴位结构特点，进针后不宜提插，以免损伤周围血管、神经等组织，出针后压迫以防止出血。

中药治疗：治以通腑降气为法。药物组成：厚朴 10g，丁香 6g，大黄 后下 10g，木香 10g，枳实 9g，白芝麻 20g，代赭石 先下 30g。口苦舌红加黄连 6g，黄芩 10g；舌红少苔加玄参 10g，生地黄 10g；伴呕吐加竹茹 15g，姜半夏 10g；神昏加石菖蒲 20g，郁金 15g。水煎服，日 1 剂。

中风初起出现呃逆，病程短，愈后好。久病体弱若出现呃逆，病程长，愈后差。病情较重的中风患者出现呃逆的同时，常出现应激性溃疡等并发症，多提示病情复杂凶险，预后不良。

调理脾胃法治疗眩晕

中医学对眩晕的描述最早见于《内经》，称为"眩冒"。眩晕发生的机理，前人论述甚多，归纳起来，有风、火、痰、虚、瘀五个方面，其中痰、虚、瘀与脾胃功能密切相关。历代医家对眩晕的论述，重在肝肾，略于脾胃。我们认为，脾胃在眩晕的发病中与肝肾具有同等重要的作用，遵循中医整体观念和辨证论治的原则，脾胃为后天之本，气血生化之源，气机升降的枢纽，人以胃气为本，故治病要注重调理脾胃。

近年来，随着人们生活水平不断改善，饮食结构发生变化，因过食肥甘、嗜烟饮酒，湿浊痰阻为患的眩晕也日益增多，疾病的病因病机也有了诸多的改变。从人们的膳食结构、生活条件、饮食习惯等方面的改变深入研究眩晕等疾病的发病机理，发现饮食失调而致脾胃损伤，是现代疾病发病的关键因素。脾胃损伤后，常见气虚、血少、湿蕴、痰阻、瘀血、气机紊乱等证。辨证要着眼于发病的根源，调理脾胃是其治本之道，气机通畅，脾胃健运，胃气来复，诸病自除。

一、调理脾胃学术思想渊源

《内经》云"平人之常气禀于胃，胃者，平人之气也，人无胃气曰逆，逆者死"以及《金匮要略》中提及的"四季脾旺不受邪""保胃气，存津液"的学术思想，奠定了调理脾胃是治疗各种疾病的基础，后世医家李东垣、叶天士等继承并发展了重视后天脾胃的这一重要学术思想。

《伤寒论》《金匮要略》有关条文中，提及"眩"时多与饮（痰）和湿有关。后世朱丹溪认为"无痰不作眩"，而痰湿的产生与脾胃密切相关，脾主运化，运化失司，湿、饮、痰乃生，上犯清窍，发为眩晕，因而眩晕与脾胃密切相关。

二、脾胃与眩晕相关性

脾胃为后天之本，气血生化之源，中州健运，则营卫气血化源充足，肌肤腠理固密，而疾患不生；若脾胃损伤，则元气衰微，气血生化乏源，清空失养，发为眩晕。眩晕，在临床上多见虚损证候，而虚损证候应从脾论治。可依据"虚则补之""损者益之"的治疗原则，用补益脾胃治法治疗眩晕，在临床可取得一定的疗效。

脾居中土，主运化水湿，中焦运化不利，易留湿邪；经云"清气在下，则生飧泄，浊气在上，则生䐜胀"，脾胃为易受邪之地，诸多致病因素如饮食不节、情志抑郁、失治误治、将息失宜皆易损伤脾胃，脾胃一败，湿浊内生，阻于中焦，发为眩晕。湿困中焦主要临床表现为：①消化系统症状有口淡无味、咽中发甜，或口黏、口干不欲饮，胸脘痞满，腹胀纳呆，呕吐恶心，嗳气吞酸，大便溏或黏滞不爽；②头部症状有首重如裹，头晕头沉，耳鸣，视物摇摆或旋转；③舌苔多见舌体肿大，边有齿痕，舌淡红，苔白腻或滑腻，化热则黄腻；④脉象多滑数，或濡象。痰的产生大多与脾胃有关，如嗜食肥甘，嗜酒过度；或形盛气弱，中气亏虚；或肝阳素旺，横逆犯脾，皆可致脾失健运，水湿内停，聚湿生痰，痰郁化热，引动肝风，挟痰上扰清空，而发眩晕。临床上无论水湿，还是湿聚成痰，都是导致眩晕的常见病理因素，欲除邪气，首当健运脾胃，依据《金匮要略·痰饮咳嗽病脉证并治第十二》所载："病痰饮者，当以温药和之。"对湿滞中土的主要治疗大法是温化、健运，药物根据上、中、下三焦病情不同而各有所侧重。

脾胃为气机升降之枢，升清降浊必赖枢机之调顺，脾与胃的升清降浊，实际是物质与功能两个方面的内容。脾胃升降失常，气血升降逆乱而发为眩晕，如《灵枢·五乱》曰："清气在阴，浊气在阳，营气顺脉，卫气逆行，清浊相干……乱于头，则为厥逆，头重眩仆。"《素问·经脉别论》曰："饮入于胃，游益精气，上输于脾，脾气散精，上归于肺，通调水道，下输膀胱，水精四布，五经并行，合于四时五脏阴阳，揆度以为常。"因脾胃居于中焦，通上连下，为气机升降之枢纽，故脾胃升降失常，可致气血升降逆乱。正如《医门棒喝》所言："升降之机者，在于脾土之健运。"脾气主升，引导着肝的升发、肺的宣发、肾水的上升；胃气主降，引导着心火下降、肺气肃降、肾的纳气，这些方向相反的升降运动，将人体维持在一个相对稳定的状态，脾升胃降，相因相制，使人体气机保持平衡。若脾胃升降失常，内环境紊乱，清浊相干，其病变不仅仅是表现在肠胃紊乱及吐纳障碍上，而是内则五脏六腑，外则四肢九窍，百病蜂起；轻则涉及营卫，重则危及生命；在下腹气阻滞，则便秘腹胀，在上浊邪上攻，则眩晕头痛，甚则昏仆不知人。故脾胃升降失常，清阳不升，浊阴不降，是眩晕病主要发病机理之一。

存得一分胃气，便有一分生机，新病、久病临证莫忘顾护脾胃。古人将脾胃称之为"水谷气血之海""仓廪之官"等，均在强调脾胃是人体必需物的仓库和起供养作用之所。因此，历代医家都很重视顾护脾胃机能对疾病恢复的重要作用。临证时博采张仲景、李东垣、叶桂等诸家之长，顾其润燥，重在升降。保护胃气的临床运用主要体现在两个方面：一是攻邪不忘护胃，大积大聚、外感里实等临床多以攻邪治其标，此时注意去邪莫伤胃气，用药不过分克伐，邪去六七即转为调和；二是慎用滋补常佐理气，即便是虚损患者，必用滋补之品，常宜清养，勿以腻补，并佐玫瑰花、绿萼梅、预知子等轻柔理气之品。

三、调理脾胃重在升清降浊

治疗眩晕，当辨析虚实。虚者，有气虚、阳虚之别；实者，有痰浊、湿热之分。脾胃虚弱，清阳不升者，宜健脾胃，补中气；中阳不足，寒饮上泛者，则温中阳，化寒饮。中气健运，清窍得养，则眩晕自去。痰、湿皆为脾胃功能失调的病理产物，故痰湿阻滞者，则燥湿化痰；湿热中阻者，则清利湿热。痰湿去，则头目自清。

1. 健脾化痰、升清降浊

眩晕辨证属痰浊阻滞、清阳不升，证见：头晕目眩，头重如蒙，纳谷不馨，伴胸脘痞闷，泛泛欲呕，多寐，肢体倦怠，舌胖有齿痕，脉细。伴有高血压病、糖尿病、高脂血症者，发生眩晕的可能性较大，在防治上应健脾化痰，方选半夏白术天麻汤加减。

2. 温脾化痰、利湿祛浊

眩晕辨证属阳气不足、寒饮上泛证，可见眩晕频作，伴视物昏花，面青肢冷，呕吐清水，大便溏薄，小便清长，神疲乏力，时有耳鸣，口干不欲饮，舌胖有齿痕，舌淡苔白，脉沉迟滑，方选苓桂术甘汤加减。

3. 清热化痰、畅利中焦

眩晕辨证属湿热中阻，上蒙清窍。多由于痰湿化热，肝阳上亢，风挟痰瘀诸邪骤至，腑气不通，气机失调，升降逆乱所致。证见：眩晕头重，四肢困重，伴脘腹痞闷，口中苦而黏腻，恶心吐痰，渴不欲饮，纳呆，尿短赤，大便不爽，舌苔黄腻，脉濡数，可用平肝潜阳、清热化痰，配合通腑法治之，畅利中焦。方选黄连温胆汤加减。

4. 补气和血、调理脾胃

多用于眩晕反复发作者，辨证属气血不足、清窍失养，证见：头晕目眩，轻者闭目则止，重者如坐舟船，伴恶心呕吐，耳鸣，面色萎黄，舌苔薄白，舌质淡紫，脉细无力，方选八珍汤加减。

调理脾胃，升降为要，而升降之中，重在降浊，浊气得降，清气自升。在辨治眩晕过程中，要注重升降药物的运用。

五、小结

综上所述，脾胃在眩晕发病中与肝肾有同等重要地位。临床实践中，要注重调理脾胃气机，在上述治疗原则的指导下，因人、因地、因时制宜，根据证型的不同，遣方用药灵活多变。对于中老年形盛气弱者，可健脾化痰，防止眩晕的发生；形体消瘦、脾虚气弱者，应益气健脾，可绝痰之来源，防止眩晕的复发。

中风患者的护理概述

一、中风病患者的辨证施护

中医治疗与康复护理围绕着积损正衰、饮食不节、情志所伤、气虚邪中等病因所制定，运用中医辨证施护针对心理障碍、饮食失调、肢体及语言功能障碍等进行康复训练，以促进日常生活能力的恢复。

（一）辨证施护总则

1. 心理康复

中风护理，是根据中医情志与脏腑相应的关系，利用情志调节的方法，对患者进行心理疏导，如平肝制怒、疏脾解忧等来调节焦虑抑郁等不良情绪。

（1）焦虑期

由于中风发病急，患者对突如其来的生理功能障碍难以接受，生活及工作能力丧失，长期需要依赖他人而产生各种不良的情绪，如急躁易怒、紧张焦虑、悲观恐惧等。医护人员要认真倾听，运用心理疏导法帮助患者，使其认清自身现实状态，可结合临床实际案例向患者讲述治疗后的效果，使患者对治疗充满信心。

（2）抑郁期

患者对自身状态充满了失望和悲观，以至于不接受现实，不配合治疗，医护人员应深入浅出地讲解中风病相关常识，介绍治疗用药和康复治疗的方法等，指出病情转归的情况，并提供有关的健康宣教资料。

2. 饮食调理

因中风致饮食吞咽困难患者，应用鼻饲易消化、温度适中的流质食物；神志清醒但进食有时发生呛咳患者，应给予糊状饮食，如蛋羹、肉末菜末粥、肉末菜末烂面条、牛奶冲藕粉、水果泥等；康复期无吞咽困难患者，宜以清淡、少油腻、易消化的柔软平衡膳食为主，如蛋清、瘦肉、鱼类及豆制品，每日饮牛奶及酸牛奶各 1 杯，多吃新鲜蔬菜和水果，少盐，忌酒、浓茶、咖啡及刺激性强的调味品。

辛辣之物可化热伤阴，故阴虚内热者应忌烟酒，葱、姜、辣椒等食物；膏粱厚味可致聚湿生痰，对体胖痰浊壅盛者应加禁忌；对体弱脾虚者，不应随意进补，应选择与体质相应之食物，如饴糖、山药、莲子、大枣等可健脾之品。日常生活中，应选取相应的食物进行食疗，如乌梅、鸡内金、山楂、茴香等可健脾消食，红枣、桂圆、桑葚、樱桃等能补血，甲鱼、黑木耳、乳制品等能滋阴，羊肉、胡桃、虾肉等可补阳，梨、核桃仁、芝麻、韭菜、芹菜等可润肠通便。

3. 肢体功能康复

根据具体情况制定相应的康复护理计划，训练时间越早功能恢复越好。责任护士每日应指导患者训练，以患者能耐受为度。

（1）肢体摆放位置

中风病急性期，生命体征稳定后 48 小时即可进行康复训练，尽早预防并发症及继发障碍的出现。原则上要求2小时更换1次体位，但根据患者的年龄、营养状况等可相应调整。常用体位有以下3种：①患侧卧位：患者头部应在上颈段屈曲，躯干稍向后转，患侧上肢前伸，前臂旋后，手腕被动背伸，肘关节伸展；健侧髋关节、膝关节屈曲，患侧下肢保持伸髋，稍屈膝体位。②健侧卧位：患者躯干与床面成直角，患侧下肢向前屈髋、屈膝，并由枕头做支持，需注意患足不能内翻悬在枕头边缘。③仰卧位：患者卧床尽量少用仰卧位，头部置枕不宜过高，患侧上肢前伸、伸肘、手腕背伸和伸指，使骨盆向前，患侧下肢伸直避免外旋，不使用枕头在膝或小腿部做支持。正确的姿势可预防压疮和肢体挛缩的发生，还可预防肩痛、肩手综合征、肩关节脱位等。

（2）穴位按压康复训练

按中医辨证分型，中经络者7天以内即可进行穴位按压康复训练，中脏腑者病情稳定后7～14天开始。头面部取百会穴、太阳穴、耳后高骨部位，以拇指指腹顺时针按揉50～100次，由轻到重、以局部出现酸、麻、胀感为度，每日2次。上肢取患侧合谷穴、内关穴、曲池穴、少海穴，手法同前，每日2次，同时配合上肢运动。下肢取患侧内、外膝眼穴、昆仑穴、照海穴、承山穴、涌泉穴等，手法同前，每日2次。

4. 语言康复训练

语言表达能力的康复训练，首先进行舌肌、面肌、软腭和声带运动的训练，以使口腔肌肉的功能得以恢复，指导患者练习噘嘴、鼓腮、示齿、弹舌等，每个动作重复5～10

次，练习汉语拼音 pe、ta、ka，先单个连音重复，当能准确发音后，3 个音连在一起重复发音，每日重复训练数次，发音训练最简单的方法是日常生活多与患者进行语言交谈。

5.听力理解障碍康复

帮助患者练习观察训练者发音时的口唇动作与声音的联系，并配以物或图，以达到理解目的。

6.文字理解力康复训练

训练患者看物或画，指字复述的方式进行朗读训练。

7.书写能力康复训练

患者可从写姓名开始，渐至抄写词句，直至写短文，用左手写字利于右脑功能的恢复。利用尚保留的语言功能进行上述训练，经 2～6 个月的训练，失语症状可得到不同程度的恢复。

在普通护理单元，由主治医师依据患者病情，每日 4 次进行体温、血压、心率和血氧饱和度监测，依据 NIHSS（卒中量表）标准对脑功能的恢复进行评估。

（二）辨证分型施护

中风属于本虚标实之证，由于正邪有强弱，素体阴阳有偏盛，因而病位有深浅，病情有轻重，病势有顺逆，标本虚实也有先后缓急之差异，故中风急性期可分为中经络和中脏腑两类。根据患者虚实寒热的不同，病程中风、火、痰、瘀、气的表现不同，在临床药物治疗基础上，须配合饮食、按摩、心理疏导等治疗。

1. 中经络

（1）肝阳暴亢　风火上扰

患者住院期间严格限制探视时间，避免噪音和不良刺激，避免暴怒、惊恐等情绪的产生。应解除患者因突发此病而产生恐惧、急躁、忧虑等情绪，使患者情绪稳定，并嘱患者"制怒"。入睡困难，烦躁不安者，可于睡前按摩涌泉穴100次。此外，饮食宜清淡甘寒，如可多食绿豆、芹菜、菠菜、黄瓜、冬瓜、橘、梨等，忌食羊肉、鸡肉、韭菜、蒜、葱等辛香走窜之品。

（2）风痰瘀血　痹阻脉络

眩晕重者，应卧床休息，防止摔倒。护理人员应密切观察患者病情变化，对于无眩晕、头痛症状，病情稳定者，可以进行功能锻炼。如患者舌苔变黄厚腻、口臭、便秘、脉弦滑，说明已转化为痰热腑实证，应立即报告医生；饮食宜食大豆、藕、香菇、桃、梨等，忌食羊肉、鸡肉、狗肉等。

（3）痰热腑实　风痰上扰

病房温度不宜太高，衣被不可太厚，避免冷风直吹。如出现嗜睡、朦胧者，说明病情向中脏腑转化，应立即报告医生；饮食以清热、化痰、润燥为主，如萝卜、绿豆、丝瓜、冬瓜、梨、香蕉、芹菜等，忌食羊肉、鸡肉、牛肉、虾、韭菜、辣椒等。

（4）气虚血瘀

患者由于气虚，卫阳不固，体虚多汗，因此病房要求温暖避风。汗多者，随时更换潮湿的衣被。血瘀者，手足肿胀或肤色紫暗，可用复元通络液或温水浸泡以消肿化瘀，结合主动或被动屈伸运动，以疏通经络、消除肿胀；宜食益气、健脾通络之品，如山药苡仁粥、莲子粥、白菜、冬瓜、木耳、赤小豆等。

（5）阴虚风动

患者阴虚火旺，五心烦热，甚则潮热盗汗，用五味子粉以水调和，外敷于神阙穴，或用郁金粉外敷于乳头处；病房宜通风，但避免冷风直接吹入；避情志刺激，勿惊恐郁怒防止复中；饮食以养阴清热为主，如百合莲子苡仁粥、甲鱼汤、面汤、银耳汤、黄瓜、芹菜等。

2. 中脏腑

（1）风火上扰清窍

若患者肢体强痉拘挛，躁动不安，应将其指甲剪短，双手握软物，并加床档，以免自伤或跌床。可轻轻按摩强痉的肢体，疏松缓解肌肉筋脉的痉挛，防止损伤肌肉骨骼。便秘者，可用生大黄粉装胶囊口服；小便闭者，应导尿或用针刺法利尿。饮食宜予白菜汤、绿豆汤、萝卜汤、芹菜汤、小米粥、西瓜汁、油菜汤等，忌食油腻、肥甘厚味等生湿助火之品。

（2）痰湿蒙闭心神

瘫痪者肢体保持功能位置，防止足下垂和肩关节脱臼；四肢不温者，应注意保暖。及时清洁口腔，并予皮肤护理，防止褥疮发生。饮食宜温性食物为主，如小油菜、菠菜、南瓜、糯米粥等，忌食生冷，以防助痰。

（3）痰热内闭心窍

病情凶险患者，应严密观察面红、身热、躁扰不宁、肢冷、舌绛、苔黄褐等症状的变化，若有频繁呃逆、抽搐、呕血的出现，做好详细记录，并立即报告医生，配合抢救。神昏高热者，可予物理降温，或针刺人中、百会，同时以三棱针点刺十二井穴，以泻热开窍；口噤不开者，应加牙垫，以免咬伤舌头，同时做好口腔护理；喉间痰鸣者，应尽早吸痰；呼吸困难者，给予吸氧治疗。

（4）元气败脱　心神散乱

元阳败脱，危重阶段，需积极进行中西医综合措施抢救，中药以人参、附子煎汤鼻饲或参附注射液、生脉注射液静脉滴注，以回阳固脱。观察舌体和舌苔的变化，如果舌体紧缩、卷曲属肝气欲绝的危候；若见花剥舌苔，多为阳明气阴两伤；若见舌苔花剥而腻，多为痰浊未化，正气已伤；若见舌无苔，光如镜面，多为胃气欲绝危候。观察神的变化，注意有神、无神、假神的出现。此外，四肢厥冷者，适当给予热水袋或增加衣被，同时可用艾条灸神阙、气海、关元等穴，有助于回阳固脱；二便失禁者，应勤换衣被，注意皮肤护理，防止褥疮的发生。

（三）辨证施护意义

1. 辨证施护对中风患者功能康复的影响

中医认为，中风是由于气血逆乱，产生风、火、痰、瘀，导致脑脉闭阻或血溢脉外而致。中风的发病均以虚、风、火、痰、瘀、气此六者为病理基础，证属本虚而标实。根据中风发生发展规律，判断疾病的预后和转归，以科学思维，运用中医对人体整体的辨证，调节人体的阴阳平衡，配合中药、针灸等施治而达到机体康复的目的。

2. 康复护理对中风患者生活质量的影响

虽然中风的发病率逐年增高，但随着现代临床急救水平的不断提高，使中风所致病死率明显下降。由于临床患者存在着不同程度的肢体功能障碍，其日常生活独立性下降，给患者带来极大痛苦，给家庭和社会造成沉重的负担，因此，患病后需及时地进行康复训练。医护人员对患者的康复训练进行积极正确地指导，使患者从生理到心理上均可得到康复，为患者回归家庭、重返社会创造良好的条件。

康复护理是一个缓慢而艰难的过程，要求患者及家庭有极大的耐心，持之以恒才能达到良好的效果。中风患者通过上述系统的康复护理，各项功能均有明显改善，医护人员及时了解患者和家属的思想动态，指导其正确的康复手法，可促进患者的早日康复。

二、中风临床常见症状的护理

中风在整个治疗过程当中，如不及时观察治疗，可延误病情。要使患者得到及时有效的治疗，减少并发症，尽早康复，护理工作具有举足轻重的作用，下面就中风常见症状的护理讨论如下。

（一）感染护理对策

1. 肺部感染

中风患者因半身不遂导致长时间卧床，故容易发生肺部感染。护理对策：①保持呼吸道通畅，每两个小时翻身拍背1次。神志清醒者，鼓励其进行有效咳嗽；意识障碍者，须及时清除呼吸道分泌物；痰液黏稠者，配合雾化吸入，每日两次，必要时吸痰。②保持室内空气清新，定时通风换气，限制探视，防止交叉感染。③遵医嘱给予抗生素治疗并密切观察药物不良反应。

2. 泌尿系感染

中风患者因二便失禁，易导致泌尿系感染。护理对策：①保持个人卫生清洁，加强二便的护理，注意外阴清洁。②鼓励患者多饮水以利于排尿。③对于留置导尿管的患者，应做好停留尿管的护理，同时注意训练膀胱功能，定时放尿，使之能养成自行排尿的习惯，以尽早拔除尿管，减少泌尿系感染的发生。

（二）偏瘫护理对策

1. 皮肤护理

中风病患者因长期卧床，受压部位气血运行不畅，经络阻滞，肌肤失于濡养，易形成褥疮。护理对策：①床单应保持平整无褶皱，清洁干燥，无渣屑。②大小便失禁者，保持皮肤清洁并及时更换床单。③偏瘫或四肢瘫患者，严格执行每1～2小时翻身1次，翻身时动作应轻，将患者抬离床面。避免推拉患肢以擦伤皮肤。④易受压局部，如骶尾部和骨隆起部位，进行轻度按摩，以改善局部血液循环。⑤皮肤红肿变硬的情况下，可遵医嘱使用活血化瘀汤剂热敷；出现水疱破损时，局部以0.5%的碘伏擦拭。

2. 肢体功能锻炼和按摩

中风患者因长期卧床，造成骨关节的僵硬、强直，进入恢复期后，每日要帮助患者做功能锻炼和穴位按摩。在病情允许的情况下，可加强床上、床下的活动。在床上，健侧的肢体可以自由活动；患侧可由护士或家人协助进行被动的活动，争取早日下床活动。在活动中应注意活动的次数、强度、时间由少到多，强度由小到大，避免过度活动。按摩时可选印堂、太阳、睛明、四白、迎香、颊车、人中、曲池、神门等穴，每次每穴按揉50～100次，每日2次。

（三）进食障碍护理对策

中风引发的摄食—吞咽障碍占所有患者的40%左右。这一时期，如果摄食不当，很容易导致误吸性肺炎，或长期摄入不足出现严重营养不良，导致病情进一步加重。中风患者食物以低脂流食和半流食为主，可选鲜牛奶、菜汤、鱼汤、肉末等。避免刺激性食物，进食过程中患者采取舒适的体位，防止呛咳；进食后及时清理口腔中的食物残渣，以防止口腔感染。不能吞咽的患者，通过鼻饲补充营养，每次注入流质饮食不超过200mL，每日5～6次，两次间隔3～4小时，食物温度为38～40℃；胃管末端用清洁纱布包扎，紧闭管口，每日更换纱布，胃管如为硅胶管可留置3～4周换1次。

（四）便秘护理对策

中风患者便秘者甚多，应嘱咐患者不论有无便意，均应养成每日按时排便的习惯，并在日常生活中多饮水以润肠通便。按摩上脘、中脘、下脘、天枢、气海、关元等穴，轻拿腹肌3次，按顺、逆时针分别按摩腹部3次，可起到增加肠蠕动，利于排便的作用，必要时可用开塞露等灌肠协助排便。

（五）情感障碍护理对策

中风患者思想负担较重，易产生忧郁、焦虑等精神心理障碍。有临床研究显示，中风后抑郁的发病率为31%。护理人员要经常深入病房与患者交流，使患者对病情有正确的认识，树立信心，积极配合治疗。同时，要做好患者家属的思想工作，建议他们多探视关心患者，以减轻患者的思想负担。还可以组织一些治疗效果显著的患者进行经验交流，指导患者做好功能锻炼，以促进康复。

中风患者的康复是一个漫长的过程，很多患者不是死于中风病，而是死于并发症。护理上不仅要重视现存的护理难点及相关临床各种问题的解决，而且对潜在性的护理问题亦应高度重视；不仅应准确把握患者的病情，尽早识别护理问题，而且还应实施正确的对策，并将各项措施落到实处，提高患者康复的进程，提升患者的生活质量，减少致残率和复发率。

三、中风病的日常防护

（一）"中风先兆"早知道

中医讲"治未病"就是在疾病尚未发生之前先将其遏制于萌芽状态。所以运用于中风病的治疗上，就是教会大家如何识别中风先兆症状，无论是中老年人，还是年轻人，都会因此而受益，从而阻止发病，及时救助，及早就医。对于中风先兆，《素问·生气通天论》记述"汗出偏沮，使人偏枯"，王冰对此条解释为："夫人之身，常偏汗出而湿润者，久久偏枯，半身不遂。"即该出汗而不出汗，经脉气血流通不畅，脉络阻滞不通，即可发生中风，可见"汗出偏沮"是偏枯的先兆症状，而半身不遂则是偏枯的主要表现。《魏氏家藏方》认为："凡人如觉大拇指及次指麻木不仁，或手足不用，或肌肉蠕动者，三年内必有大风之至。"随后在《御药院方》中明确指出："如人才觉痰涎蓄滞，手足急麻，体脚缓弱，乃是中风先兆。"从中可见，人们已逐渐注意到了手足麻木、肌肉䐃动无力是中风先兆。此后，如朱丹溪指出"眩晕者，中风之渐也"，张锡纯论及中风先兆患者"常脑中昏聩、多健忘，或常觉疼，或耳聋目胀，或睡梦中神飘魂荡，或舌胀语言不利"等的一系列症状。

日常生活中，如果遇到下列情况，很可能是中风先兆，应该尽早去医院就诊，以防延误病情。

1. 单眼突发黑蒙

单眼突发黑蒙是中老年人中风最常见的先兆，指单眼突然发黑，看不见东西，几秒钟或几十秒钟后便完全恢复正常，皆因脑缺血引起视网膜缺血所致。中医认为"肝藏血""肝开窍于目""目受血而能视"，肝血（阴）不足，不能上濡于目，目失濡养则视物不清或黑蒙。

2. 头晕

《素问·五藏生成》即指出"诸髓者，皆属于脑"，《灵枢·口问》又云"故上气不足，脑为之不满，耳为之苦倾，目为之眩"，髓海不足，则脑转耳鸣，朱丹溪指出"眩晕者，中风之渐也"，就是说久患眩晕，是中风之先兆症状之一。中老年人中风发生前会反复出现瞬间眩晕，突然自觉头晕目眩，视物旋转，几秒钟后便恢复常态，可能是短暂性脑缺血发作，俗称中风先兆。由劳累、情绪激动、天气寒冷等诱因，或可进一步发展为中风，应及早诊治，防止中风发生。

3. 舌根突然发硬

中老年人突然出现舌根发硬、吐字不清，或找词困难、词不达意等，持续时间短，多在数小时内缓解消失，应引起重视，还有不明原因的口角㖞斜、口齿不清，或伸舌偏斜都需要引起注意。中医认为，心开窍于舌，痰浊瘀等上阻舌本，舌失濡养而出现舌强语謇。

4. 发作性肢体麻木无力

中老年人出现发作性肢体麻木无力，中医称为"小中风"，因气不荣则麻，血不荣则木，肢体肌肤经脉受阻，失于气血濡养，而出现偏侧肢体麻木。现代医学称之为"短暂性脑缺血发作"，本病有三分之一反复发作，三分之一自然缓解，三分之一最终形成脑梗死，其中发作越频，梗死形成的可能性越大，需要及时去医院治疗，可预后较好；如果延误治疗时机致梗死形成后，治疗就困难了。

5. 走路跑偏

《素问·五藏生成》曰："肝受血能视，足受血而能步，掌受血而能握，指受血而能摄。"由于气血不足，足失濡养，而出现走路不稳或跑偏。中老年人，行走忽然走不直，并且向一边偏斜，可能是体内平衡系统出现了故障，提示脑血管出现了问题，须要及时去医院诊治。

6. 精神障碍

中老年人一旦出现不明原因的困倦、嗜睡现象，要高度重视，很可能是缺血性中风的先兆。精神状态发生改变和行为异常，如变得沉默寡言，或多语急躁、言不达意，或出现短暂智力衰退均与脑缺血有关。中医认为，心主神志，昼则阳气出于阴而寤，夜则阳入于阴而寐，正气不足，心神失养，阳不出阴则嗜睡。

一旦出现上述症状，一定要立即拨打急救电话争取救治时间，同时记录发作时间和频率。在等待急救到来时，应注意不要搬动患者，尤其避免头部发生剧烈摇晃和震动，尽量让患者侧卧位，解开衣领，保持呼吸道的通畅，戴有假牙者应取出。

家中可常备安宫牛黄丸，一遇出现中风先兆，即刻加水研磨成糊状服用，对急性中风有较好的治疗作用。中老年朋友们，生活当中，如果遇到上述异常，提示可能是短暂性脑缺血发作，您需要及时就医，以免耽误治疗时机，造成终生遗憾。

（二）夏季防"风"勿忽视

夏季炎热，容易引发中风，《素问·生气通天论》曰："阳气者，烦劳则张，精绝，辟积于夏，使人煎厥；目盲不可以视，耳闭不可以听，溃溃乎若坏都，汩汩乎不可止。"劳作伤及阴血，到了夏天，加之外热耗伤阴血，阴不敛阳，虚阳上亢，阳亢化风，引发中风。而进入炎热夏季，难免心浮气躁，易发脾气，情绪波动，怒则伤肝，如《素问·生气通天论》云："阳气者，大怒则形气绝，而血菀于上，使人薄厥。"结合中风病的诸多原因，谈谈夏季如何预防中风。

1. 防高温

有人为夏季气温高，血压会下降，病情也会相对稳定。其实不然，盛夏也是脑血管疾病发病的高峰期。气温较高时，人体为散热，血液多集中在体表，大脑血液相对供应减少，会加重缺血缺氧反应。再加上人体大量出汗，体内水分流失较多，使血液黏稠度上升，血液循环受阻，因此容易诱发缺血性脑中风。

2. 防贪凉饮冷

老年人在使用空调时，室内外温差一定要小于7℃，而且应尽量避免频繁出入空调房。因为忽冷忽热的气温变化会使脑血管反复收缩舒张，以致脑部血液循环障碍，严重时导致脑梗死。

贪凉饮冷容易引起腹泻，造成血液浓缩、循环障碍，诱发中风。

3. 防用药不当

常期服用降压药的中老年人，如果随意减药或停药，可能会引起血压波动过大，导致中风意外发生。如果高血压患者过量服用降压药，可使血压急剧下降，脑血流量急剧减少，容易发生缺血性脑中风。控制高血压是预防中风的关键，所以高血压患者最好每天监测血压，保持血压平稳。

4. 防缺水

如出现口渴的时候，即在提示身体缺少水分，这种状况对于高血压病、高血脂患者应引起重视。夏天出汗多，体内缺水使血液黏稠度升高，很容易引起脑梗死。一般来说，只要每天有1500mL左右尿量排出，就表示体内水分充足。如果尿又少又黄，则表示需要及时补充水分。

5. 保持情绪稳定

《内经》明确提出了大怒能够导致中风发生，如《素问·生气通天论》曰："大怒则形气绝，而血菀于上，使人薄厥。"薄厥就是指突然昏仆，不省人事，相当于现代临床的中风，所以在夏季更应当保持情绪平稳，少做或不做易引起情绪激动的事情，如打牌、搓麻将。

6. 保持饮食清淡

炎热夏季，脾胃功能减退，饮食需清淡，吃一些好消化的食物，可减少胃肠负担。暴饮暴食，过食肥腻，容易造成胃失受纳，食欲减退，脾失运化，腹胀、腹泻。适当多吃些新鲜水果和蔬菜，保持大便通畅。

7. 适当活动，调畅气血

早晚时间，应适当运动，如散步、打太极拳，更有利于气血运行，气机调畅。

通过上述"四防两保一动"，帮助人们远离中风，平安度过炎热的夏天。

（三）巧喝茶饮防中风

脑中风是常见的脑血管疾病，是中老年人的高发病之一，严重威胁患者的生命健康，那么我们该如何有效的预防脑中风的发生呢？下面是4种预防脑中风的中药茶饮，希望能给大家带来帮助。

1. 平肝潜阳饮

配方：夏枯草10克，决明子30克，菊花10克，绿茶5克。

制法：先将决明子去除杂质，洗净，晒干后微火焙炒至黄，取出磨碎。将夏枯草洗干净、晒干，与决明子、菊花、绿茶同放入大号杯中，加盖焖15分钟。

用法：当茶频频饮用，一般可冲泡3～5次。

功效：清肝明目，润肠通便，降血压。

适应证：面色发红，头脑胀痛，目赤口苦，急躁易怒，尿黄便秘，舌红，苔薄黄，脉弦。

方释：夏枯草味苦性寒，具有清肝火、散郁结、降血压作用；决明子味甘苦性微寒，有清肝明目、润肠通便之功；菊花味甘苦性微寒，归肺、肝经，疏风清热、平肝明目。三者与绿茶共用，有平肝潜阳、泻火通络的作用，尤其适合患有高血压，证属"肝阳上亢"之人饮用。

2. 消食化痰饮

配方：山楂 30 克，薏苡仁 30 克，莲子心 15 克，石菖蒲 15 克。

制法：先将四味药洗净后放入锅内，加水煮沸 30 分钟。

用法：当茶饮用，每次加入热水后泡 10 分钟。

功效：祛湿化痰，醒脑辟浊。

适应证：时觉头晕头重，胸闷，时有意识迷糊，昏昏欲睡，手足麻木，形体肥胖，不欲饮食，舌红胖大或有齿痕，苔白腻等。

方释：山楂味酸甘性微温，可消食化滞、活血祛瘀，现代药理研究表明该药具有降脂、降压、扩血管等作用；石菖蒲性味辛温，功效为开窍宁神、化湿和胃；薏苡仁善祛湿气、健脾益胃；莲子心善补脾益肾、养心安神。诸药合用，具有祛湿化痰、醒脑辟浊的作用，尤其适合肥胖兼有高血压，高血脂之人饮用。

3. 补气养血饮

配方：大枣 20 克，龙眼肉 15 克，人参粉 3 克，红茶

3克。

制法：先将大枣、龙眼肉清水洗净，纳入大号杯中煮沸5分钟，再入人参粉及红茶。

用法：当茶饮，每次加入热水泡10分钟。

功效：益气养血。

适应证：体质虚弱，气短乏力，面色苍白，头晕头沉，失眠多梦，舌质淡，苔薄白，脉细弱。

方释：大枣补中益气、养血安神，能增强人体免疫力，大枣含有大量的糖类物质和维生素C、核黄素、胡萝卜素等，有较强的补养作用，增强人体的抗病能力；龙眼肉亦称桂圆，性温味甘，可益心脾、补气血，具有良好的滋养作用；人参善大补元气、补益脾肺、安神益智，调节中枢神经系统，改善大脑的兴奋与抑制过程；红茶性温，可温中散寒、消食开胃，适宜脾胃虚弱者，本品含有大量的酚类物质，具有抗氧化、降血脂、抑制动脉硬化、降血糖作用。诸药合用，补气养血安神，适合体质虚弱、气血不足者饮用。

4. 补肾饮

配方：黑芝麻20克，枸杞子15克，五味子10克。

制法：清水洗净以上药品，加入大号杯中煮沸15分钟。

用法：当茶饮，每次加热水后浸泡10分钟。

功效：补肾填精益智。

适应证：头晕头沉，记忆力减退，耳鸣耳聋，腰膝酸软，舌淡，苔薄白，脉弱。

方释：黑芝麻补肝肾、养阴血、填脑髓、润肠燥，含有丰富的不饱和脂肪酸和一定量的蛋白质、维生素和矿物质；枸杞补肾益精、养肝明目、补血安神，含有丰富的枸杞多糖、脂肪、蛋白质、氨基酸、维生素等；五味子有固肾涩精、生津止渴、益智安神之功，能提高视力和听觉，提高记忆力。三味合用补肾填精益智，适合体弱肾虚者应用。

茶饮对预防中风病有一定作用，但不能完全代替药物治疗，比如高血压患者，一定要坚持服用降压药物；糖尿病患者，应坚持胰岛素或口服降糖药物治疗等，并在医生指导下正规治疗，切莫相信偏方、保健品等的误导，做到积极预防，远离中风。

经典求真

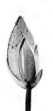

《内经》对中风病因的认识

中风之病，历代论述颇多，而对本病的认识当首推《内经》。其对中风未见专篇论述，散见于诸篇之中，涉及本病病因、病机、证候、治则、治法等方面，尤其对中风病因的阐述，翔实而精辟，兹将其有关内容整理总结如下。

《内经》认为中风的病因与体虚、饮食、情志等有关。依不同症状表现和发病的不同阶段而有不同的名称，如有神志障碍的称"暴厥""薄厥""大厥""煎厥""击仆"等，有肢体偏瘫的称"偏枯""偏风""卒中"等，还有"喑""痱"等称谓，从症状、病机、发病等方面给予了详细描述。另外《内经》提及"大风"和"微风"，其中"大风"类似现代医学"短暂性脑缺血发作""进行性脑卒中"，后者多认为是中风先兆。

汉代张仲景在《金匮要略·中风历节病脉证并治第五》中首创中风病名，并沿用至今。篇中认为正气先虚、外风入中是本病发病的根本原因。中风病因的探讨，唐宋以前多以"外风"学说为主，以内虚邪中立论；唐宋以后，特别是金元时代，突出"内风"，实际上《内经》关于中风病因的论述，二者并重。

一、外风说

外风是六淫邪气之一,《素问·骨空论》云:"风者,百病之始也。"即风为百病之长、百病之始,为外感诸病证的先导。《素问·生气通天论》曰:"有伤于筋,纵,其若不容,汗出偏沮,使人偏枯。"《灵枢·刺节真邪》云:"虚邪偏客于身半,其入深,内居营卫,营卫稍衰,则真气去,邪气独留,发为偏枯。"

以上说明风邪从皮毛侵入人体,逗留于肌肉腠理之间,游走于经络之中,这种病理现象多发生在人体正气不足、卫外不固的情况下。气候突变,外风入中经络,气血阻痹,运行不畅,筋脉失于濡养,此时风邪入中较浅,所以病情相对较轻。风邪偏中于身之半,以致营卫气血运行受阻,肌肤筋脉失于濡养而发偏枯,即所谓"内虚邪中"。《内经》所述外风致中风证候虽不尽相同,但其病位均在脑,外风致卒中偏枯,初起必有外风之症状。张仲景发挥了《内经》外风学说,认为中风由络脉空虚,风邪乘虚入中,自汉以后,外风学说占统治地位,一直沿袭,并持续到金元时期。

临床所见,中风虽四季均可发病,但以盛夏、冬季时节为多,此时天气或酷暑难耐或寒气逼人。中医认为,"天人相应"即随着天气变化,人体的内环境也要与外界相适应,而老年人气血亏虚,卫外不固,一旦机体阴阳与外界阴阳失去平衡,风邪入中则诱发中风。

二、内风说

1. 体质虚弱

《素问·阴阳应象大论》云："年四十，而阴气自半也，起居衰矣，年五十，体重，耳目不聪明矣，年六十，阴痿，气大衰，九窍不利，下虚上实，涕泣俱出矣。"《素问·脉解论》云："内夺而厥，则为喑痱，此肾虚也。少阴不至者，厥也。"

以上说明，老年人脏腑日衰，气血渐亏，机体阴阳失衡，尤以肝肾阴虚为其发病基础。下虚上实，阴虚阳亢，导致肝风内动，此乃中风的重要病理基础。后世李东垣的"本气自虚"，认为中风病机为"元气虚衰""内伤不足"，表现为内伤之"风"，开内风为中风之端，故在《脾胃论·胃虚元气不足诸病所生论》中有"邪之大者，莫若中风……必中虚"之论。张景岳在《景岳全书·杂证谟·非风》中指出本病"皆内伤积损颓败而然，原非外感风寒所致，"力倡中风非风论，二者认识可能源于此。

2. 烦劳过度

劳累为中风病的主要诱因之一。因本病基础为"气血不足，阴阳失调"，而"劳则气耗"，阴精更损。轻者气虚鼓动无力而致血瘀，瘀阻于肢体经脉、舌窍，则出现肢麻、半身不遂、舌强语謇等症状；重者可使阴亏于下，肝阳鸱张，阳化风动，气血上冲，心神昏冒而出现昏仆等中风危候，如《素问·生气通天论》谓："阳气者，烦劳则张，精绝，辟积于夏，使人煎绝。"又如《杂病源流犀烛·中风源流》曰：

"劳倦过甚，耗其精血，虽其少壮，无奈形盛气衰，往往亦成中风；或因劳乏过度，正气衰弱，气血不足，营卫失调，风邪乘虚而入，使气血痹阻，肌肤筋脉失濡养而见偏枯，劳倦过度，易致人体藏府阴阳失调，气血逆乱，日久必致阴亏于下，阳浮于上，虚阳鸥张亢盛，致内风骤生，偶因内外失宜，扰动气血，必致血随气逆，上冲于脑而发病。"劳倦过度常常被认为是内风产生的病因。

3. 情志失调

五志过极为中风病的又一主要诱因。因七情与气血调和有密切关系，其中，恼怒与中风的发生尤为相关。《素问·脉解论》云："肝气当治而未得，故善怒，善怒者名曰煎厥。"性情急躁之人，平素肝阳偏亢，遇事易怒，暴怒则伤肝，肝阳暴涨，引动心火，风火相煽，气热郁逆，气血并走于上，心神昏冒则卒倒无知。临床所见，因暴怒诱发中风者，多为中脏腑，故危险性更大，如《素问·生气通天论》所云"阳气者，大怒则形气绝，而血菀于上，使人薄厥"，以及《素问·调经论》云："血之与气，并走于上，则为大厥，厥则暴死，气复返则生，不复返则死。"大怒伤肝，肝阳暴亢，火升风动，气血逆乱，并走于上，阴阳气血上下分离而不能互相维系，损伤脑髓，蒙蔽清窍，神明失司，则猝然昏仆，因肝藏血主疏泄，故气血逆可致肝风愈烈，肝风内动或致气血上逆，甚或引动胃气上逆而加重病情，即说明了情志失调造成中风的重要机理。

4. 摄生饮食不当

饮食不当，日久致瘀或形体丰腴，中虚生痰。《素问·痹论》认为："饮食自倍，肠胃乃伤。"肥甘厚味为生痰生湿之品，辛辣烟酒可助湿生热，痰热交阻则气滞血瘀，痰瘀痹阻，血不达四肢筋脉则可见半身不遂等证。如《素问·通评虚实论》言"仆击，偏枯，痿厥，气满，发逆，甘肥贵人，则高粱之疾也"，说明偏食肥甘美味，常可致肥胖，而肥胖之人多气虚痰盛，气为血之帅，气虚则可影响血液运行。朱丹溪分析中风之因，强调气血虚弱，挟痰挟火，认为"痰湿生热"，可能由此得之。清代张山雷在《中风斠诠》中为之解言道："《素问》谓仆击，偏枯，肥贵人为高粱之疾，则痰湿壅塞，皆在不言之中，固未尝以为中风也，然因痰湿而生内热，因热而动内风，痰也，热也，皆是实证，河间主火，丹溪主痰，皆从痰热壅塞着眼，均切病情也。"今临床常见高黏血症、高脂血症等所致脑梗死者常见此类证候，足以证明痰湿在中风发病中的重要地位。

5. 心胃内虚

《内经》认为，胃为水谷之海，心为血脉之主，胃脉见沉涩鼓指，或轻按似盛大鼓指，重按而实无力，气之本源虚者；心阳虚，或心阴不足，脉见小坚而急疾者。胃与脾同为后天之本，气血生化之源，胃虚则精微乏源，气血亏虚，气虚则运血无力，导致血脉瘀阻，血虚则肌体失荣，两者皆可导致肢体失养而发偏枯；心主血脉，心气推动血液在脉道运行，当心阳虚或心阴不足，运血无力则可影响气血运行，导致气血阻滞不通，肢体失于气血濡养，而发生半身不遂证。《素问·大奇论》云"胃脉见鼓涩，胃外鼓大，心脉小坚急，皆鬲偏枯"，即说明了心胃两虚引起中风的道理，提出了

三、病机十九条对中风病因认识

《内经》病机十九条评释诸病，从病因病机方面做了精要总结，对后世影响很大，其中对中风病因的概括，尤为精要，如"诸风掉眩，皆属于肝"，大凡风证出现震颤动摇、眩晕旋转者多与肝有关，是肝风内动的病机概括，肝脏与中风关系最为密切，肝为风木之脏，体阴而用阳，主升主动，若肝阴暗耗，肝阳偏亢，化风内动，则为掉眩；甚者肝阳暴张于上，血随气逆，蒙蔽清窍，则发为中风。《丹溪心法》则云"眩晕者，中风之渐也"，即中风是由眩晕逐渐发展而来。

张景岳认为本条实乃中风的内因，"诸风掉眩，皆属于肝之类，是皆属风，而实非外中之风也"。叶天士则发挥为"精血衰耗，水不涵木……肝阳偏亢，内风时起"，阐明"肝阳化风"。张锡纯论述内中风时，曾引本条为证。由此可知，后世先贤以内风为主立论亦源于《内经》。"诸暴强直，皆属于风"，说明中风具有发病急、变化快、见证多、病情重等临床特点，原文将突然发作的全身筋脉拘急、伸而不屈的病症归因于风，后世多以外风释之，但结合中风临床实际表现，此条亦可纳入内中风之类。

从临床症状上看，中风患者多有经筋强直不柔和，如患者可出现颈项强直等脑膜刺激征的表现，属"风邪"致病的特点，部分中风患者肢体痉挛强直，亦可谓有"风"的证据。"诸热瞀瘛"及"诸禁鼓栗"，此"皆属于火"。而筋脉抽搐、震颤、拘急，伴神志不清、高热等，为中风病临床常见之证候群。中风患者临床常见"吸收热""感染热""脱水热""中枢热"等发热表现，当属火热的范畴，中风中脏腑的患者可见神志昏蒙，目偏不移，双目凝视一侧及克氏征，都属"瞀"及"瘛"范畴，可谓有"火"之貌。从辨证上看，其病机多表现为火邪上攻，体现了"诸逆冲上，皆属于火"的病因病机特点。刘完素在阐述六气化火病机理论中指出风病多因热甚，"所以中风有瘫痪者……皆为热甚极也"。病机十九条所言病因病机，多因情志过激，劳乏过度，虚火内热而生，使实火虚火相助而旺，火旺风生，乃病之要也。

综上所述，由《内经》及相关论述中可知中风病因有外风与内风之别。不仅详细论述了外风致病缘由，而且论述了体质、情志、饮食、烦劳、风、火等内在发病因素，均可导致心、肝、胃、肾功能失调，气血逆乱，诱发中风，其中肝脏与中风的关系最为密切。气血逆乱导致中风的观点，对现代临床影响较大，作为中风发病的重要因素，由此提出急性期平冲降逆、通腑降浊、息风化痰、活血化瘀等大法，并取得较好临床疗效。

《内经》奠定了中风病因学，内容丰富而详尽，对研究中风病因具有重要指导意义。中风病因复杂多变，尤以风邪为首因，临床研究应从多角度、多层次、多方面考虑，针对病因"伏其所主"，从根本上进行防治，以达到辨证准确，提高疗效的目的。

《金匮要略》对中风的认识

"中风"病名始于《金匮要略》，以突然昏倒、不省人事、半身不遂、口眼㖞斜、偏身麻木为主要症状，发病急骤，变化多端。张仲景对于中风的病因病机、辨证分类、治疗方药等有全面论述，为后世论治中风奠定了良好的基础，现将其学术思想总结如下。

一、中风病机——内虚邪中

《内经》首创风邪可以直接侵犯人体，发为中风。《灵枢·刺节真邪》又云："虚邪偏客于身半，其入深，内居营卫，营卫稍衰，则真气去，邪气独留，发为偏枯。"《内经》提出正气虚弱，风邪偏客于身半，以致营卫气血运行受阻，肌肤筋脉失养而发半身不遂之偏枯。张仲景承《内经》之论，进一步强调中风的病因病机是正气不足，感受外邪所致。《金匮要略·中风历节病脉证并治第五》篇中云"夫风之为病，当半身不遂，或但臂不遂，此为痹，脉微而数，中风使然""寸口脉浮而紧，紧则为寒，浮则为虚，寒虚相搏，邪在皮肤；浮则血虚，络脉空虚，贼邪不泻，或左或右，邪气反缓，正气引邪，㖞僻不遂"，提出"中风"之名，其病机认识多为真中风，认识未离开外风论。通过微脉、浮脉说明在内气血不足，经络空虚；紧脉主表寒，外寒乘虚而入，或中于左侧，或中于右侧，引起络脉气血瘀滞，以致筋脉肌肉失养，废而不用。"邪气反缓，正气即急，正气引邪"是导致喝僻不遂的机理。张仲景不但指出中风病的发生内因责之气血虚弱，而且强调感受风寒之邪为主要外因，进一步丰富了《内经》所论"偏枯"的内容，这一论点至今在临床中仍有重要指导意义。

现代医学研究证明，脑血管病的发病率随着季节变化有明显的周期性改变，气候变化是诱发中风的因素之一，秋冬季中风的发病明显高于夏季，气温冷热突变容易诱发中风的发生。自然界之外风邪侵入人体引动体内风邪，导致风阳上扰，挟痰瘀上闭清窍，痹阻肢络，发为中风。可见，张仲景强调风、寒是导致中风发生的重要因素有一定的科学依据。

二、证候分类——中络经腑脏

《金匮要略·中风历节病脉证并治第五》云："邪在于络，肌肤不仁；邪在于经，即重不胜；邪入于府，即不识人；邪入于藏，舌即难言，口吐涎。"总结出中风病发生后，病情较轻者，邪在于络脉，营血不能荣养肌表，故见肌肤麻木不仁；若病情较重者，邪在于经脉，筋骨肌肉失养，故见肢体重滞，不易举动；若病邪进一步深入脏腑，清窍被蒙，则出现昏不识人，不能言语，口吐涎沫等严重症状。这一分类对后世医家诊治中风有深远的影响，至今指导着临床治疗。目前，对于中风的辨证仍是根据邪之深浅，以及有无神志症状的改变，将其诊断为中经络、中脏腑，则源于此。

三、依据"内虚邪中"，创制中风方药

张仲景在《金匮要略·中风历节病脉证并治第五》记载有侯氏黑散，《素问·至真要大论》指出"急者缓之"，《素问·藏气法时论》云"肝苦急，急食甘以缓之"。甘味药多具有缓和之性，可使诸"急"证得以舒缓，故曰"急者缓之"。据此可知，肝病亦可从脾论治，换言之，风邪为患可从中土论治。张仲景对"土虚风动"颇有见识，主要体现在《金匮要略》侯氏黑散一方中。侯氏黑散主治"大风四肢烦重，心中恶寒不足者"，本方实乃抑木扶土，即泻厥阴、和阳明之法也。脾胃为后天之本，气血生化之源，卫气不足，卫外不固，风邪易袭；由于生血乏源，肝失所藏，血脉不荣，虚风内动；或为后天不足，先天失养，肾阴亏损，水不涵木，阳亢化风；或中土虚弱，脾失健运，痰浊内生，而痰是中风发病的重要因素，水谷精微运化乏源，气虚行血无力，血行不畅发为血瘀，进而导致中风的发生，可见中风多与脾胃虚弱相关。

《金匮要略》对中风首先确定了名称，结束了《内经》混乱的称谓；其次，依据病情轻重，分为中络、中经、中腑、中脏，最早提出证候分类，为后世沿用至今；其三，确定的扶正祛邪法，是中风重要法则之一。张仲景的"内虚邪中"理论，以及治疗中风强调运用疏散外邪之药的思想，至今对于临床有深远影响。尤其是在重视内风而忽略外风的今天，对于提高治疗中风的疗效，丰富治疗中风的方法，无不深有启迪。

《伤寒论》与《金匮要略》
药同方异辨析

东汉末年，医圣张仲景著《伤寒杂病论》，后经晋王叔和整理为《伤寒论》和《金匮要略》，两书中药同方异的方剂有 24 首，共 10 对，分别是桂枝汤（阳旦汤）、桂枝加芍药汤、桂枝加桂汤；桂枝去芍药加附子汤、桂枝附子汤；桂枝二麻黄一汤、桂枝麻黄各半汤；四逆汤、通脉四逆汤；小承气汤、厚朴三物汤、厚朴大黄汤；人参汤、理中丸（汤）；半夏泻心汤、甘草泻心汤；半夏散、半夏汤；生姜半夏汤、小半夏汤；抵当汤、抵当丸。上述每组方剂药物组成相同，但是方剂中某些药物剂量不同，所以组合成的方剂名称不同，功效亦迥异，现加以辨析。

1. 桂枝汤（阳旦汤）、桂枝加桂汤、桂枝加芍药汤

太阳中风，阳浮而阴弱。阳浮者，热自发；阴弱者，汗自出。啬啬恶寒，淅淅恶风，翕翕发热，鼻鸣干呕者，桂枝汤主之（《伤寒论》第 12 条）。

桂枝 (三两, 去皮), 芍药 (三两), 甘草 (二两, 炙), 生姜 (三两, 切), 大枣 (十二枚, 擘)

上五味，㕮咀三味，以水七升，微火煮取三升，去滓，适寒温，服一升。服已，须臾啜热稀粥一升余，以助药力。

温覆令一时许，遍身挚挚，微似有汗者益佳，不可令如水流漓，病必不除。

产后风，续之数十日不解，头微痛，恶寒，时时有热，心下闷，干呕汗出。虽久，阳旦证续在耳，可与阳旦汤（《金匮要略·妇人产后病脉证治第二十一》）。

烧针令其汗，针处被寒，核起而赤者，必发奔豚，气从小腹上冲心者，灸其核上各一壮，与桂枝加桂汤，更加桂二两也（《伤寒论》第117条）。

发汗后，针处被寒，核起而赤者，必发奔豚，气从小腹上冲心者，灸其核上各一壮，与桂枝加桂汤，更加桂二两也（《金匮要略·奔豚气病脉证治第八》）。

桂枝（五两，去皮），芍药（三两），甘草（二两，炙），生姜（三两，切），大枣（十二枚，擘）

上五味，以水七升，煮取三升，去滓，温服一升。

本太阳病，医反下之，因尔腹痛时满者，属太阴也，桂枝加芍药汤主之（《伤寒论》第279条）。

桂枝（三两，去皮），芍药（六两），甘草（二两，炙），生姜（三两，切），大枣（十二枚，擘）

上五味，以水七升，煮取三升，去滓，温分三服。

以上诸方皆由桂枝、芍药、甘草、生姜、大枣五味药组成，所不同在于桂枝汤与阳旦汤是名称不同，桂枝汤发表解肌、调和营卫，治疗太阳中风证即表虚证；桂枝加桂汤加重桂枝用量至五两，重用桂枝振奋心阳、平降冲逆，本方重在治疗太阳病误汗，阳气不足、阴寒上逆之奔豚；桂枝加芍药汤则重用芍药至六两，有调脾和中、缓急止痛之功，治疗太阳病误下伤阴所致腹痛。三方桂枝、芍药同用，辅以炙甘草、生姜、大枣，桂枝配甘草辛甘通阳，芍药配甘草酸甘化阴，生姜、大枣养胃和胃，且生姜散寒可助桂枝，大枣养血可助芍药，三方炙甘草、生姜、大枣用量相同，主治不同原因在于桂枝、芍药的剂量不同。桂枝汤、阳旦汤、桂枝加桂汤均温服一升，而桂枝加芍药汤则温分三服。

2. 桂枝去芍药加附子汤、桂枝附子汤

若寒者，桂枝去芍药加附子汤主之（《伤寒论》第22条）。

桂枝（三两，去皮），甘草（二两，炙），生姜（三两，切），大枣（十二枚，擘），附子（一枚，炮，去皮，破八片）

上五味，以水七升，煮取三升，去滓，温服一升……将息如前法。

伤寒八九日，风湿相搏，身体烦疼，不能自转侧，不呕不渴，脉浮虚而涩者，桂枝附子汤主之（《金匮要略·痉湿暍病脉证治第二》）。

桂枝（四两，去皮），甘草（二两，炙），生姜（三两，切），大枣（十二枚，擘），附子（三枚，炮，去皮，破）

上五味，以水六升，煮取二升，去滓，分温三服。

以上二方均有桂枝、甘草、生姜、大枣、附子五味药组成，然桂枝、附子二者用量不同、煎服有异，则证治有别。桂枝去芍药加附子汤附子一枚，温经助阳，用于胸阳不振、表邪不解之脉促、胸满、恶寒；桂枝附子汤附子三枚，重在散寒止痛，用于风湿相搏之身体疼烦，属风湿在表兼表阳虚的证治。两方皆属于风寒夹虚的病证，桂枝去芍药加附子汤不挟湿，风寒在表；桂枝加附子汤不仅能解肌散寒，更能温经通脉。两方炙甘草、大枣、生姜剂量相等，功效不同在于桂枝、附子用量差异，附子辛热，量轻温阳通经，量重则散寒止痛。

3. 桂枝麻黄各半汤、桂枝二麻黄一汤

太阳病，得之八九日，如疟状，发热恶寒，热多寒少，其人不呕，清便欲自可，一日二三度发，脉微缓者，为欲愈也。脉微而恶寒者，此阴阳俱虚，不可更发汗、更下、更吐也；面色反有热色者，未欲解也，以其不能得小汗出，身必痒，宜桂枝麻黄各半汤（《伤寒论》第23条）。

桂枝（一两十六铢，去皮），芍药（一两），甘草（一两，炙），生姜（一两，切），大枣（四枚，擘），麻黄（一两，去节），杏仁（二十四枚，汤浸，去皮尖及两仁者）

上七味，以水五升，先煮麻黄一二沸，去上沫，内诸药，煮取一升八合，去滓，温服六合……顿服。将息如上法。

服桂枝汤，大汗出，脉洪大者，与桂枝汤如前法；若形如疟，一日再发者，汗出必解，宜桂枝二麻黄一汤（《伤寒论》第25条）。

桂枝（一两十七铢，去皮），芍药（一两六铢），甘草（一两二铢、炙），生姜（一两六铢，切），大枣（五枚，擘），麻黄（十六铢，去节），杏仁（十六个，去皮尖）

上七味，以水五升，先煮麻黄一二沸，去上沫，内诸药，煮取二升，去滓，温服一升，日再服……将息如前法。

从以上的药物用量上看，是取桂枝汤和麻黄汤中的药量各三分之一，因太阳之邪日久渐减，小邪必以小汗法之故，

"法当小发汗，故以麻桂二汤各取三分之一，合为半服而急服之"。而桂枝二麻黄一汤证与前桂麻各半汤相比较，此证已经大汗，正气已虚，知本证较轻，发热恶寒之状一日仅发作两次，故其治疗方药亦要轻于桂麻各半汤，遂取桂枝汤三分之二解肌以调营卫，麻黄汤三分之一以发表祛邪，解肌之中寓有微发汗之力。从辛温发汗力看，两方相差不多，桂枝二麻黄一汤稍弱。其中芍药用量，桂枝二麻一汤大于桂枝麻黄各半汤，因芍药性微寒，则桂枝二麻黄一汤辛温性小于桂枝麻黄各半汤；杏仁用量，桂枝麻黄各半汤比桂枝二麻黄一汤中多八枚，平喘之力优于后者，两者虽都适应于表郁之轻证，但桂枝二麻黄一汤适用于病邪有入里化热趋势，发热较恶寒明显。

4. 四逆汤、通脉四逆汤

少阴病，脉沉者，急温之，宜四逆汤（《伤寒论》第323条）。

甘草（二两，炙），干姜（一两半），附子（一枚，生用，去皮，破八片）

上三味，以水三升，煮取一升二合，去滓，分温再服。强人可大附子一枚，干姜三两。

少阴病，下利清谷，里寒外热，手足厥逆，脉微欲绝，身反不恶寒，其人面色赤，或腹痛，或干呕，或咽痛，或利止脉不出者，通脉四逆汤主之（《伤寒论》第317条）。

甘草（二两，炙），附子（大者一枚，生用，去皮，破八片），干姜（三两，强人可四两）

上三味，以水三升，煮取一升二合，去滓，分温再服，其脉即出者愈。

下利清谷，里寒外热，汗出而厥者，通脉四逆汤主之

（《金匮要略·呕吐下利病脉证治第十七》）。

甘草（二两，炙），附子（大者一枚，生用，去皮，破八片），干姜（三两，强人可四两）

上三味，以水三升，煮取一升二合，去滓，分温再服，其脉即出者愈。

通脉四逆汤与四逆汤药味完全相同，均由附子、干姜、炙甘草组成，只是姜、附用量较大，其中干姜量加倍，附子皆一枚，但变大附子一枚，因而温阳驱寒之力更强，所以方名通脉四逆。通脉四逆汤有回阳逐阴、通脉救逆之功，主治寒盛格阳导致的四肢厥逆、下利清谷、身反不恶寒、脉微欲绝之证；四逆汤有回阳救逆之功，主治阳微寒盛导致的恶寒蜷卧、四肢厥逆、下利、脉微细或沉迟细弱之证。两方病机和主证虽基本相同，但病情有轻重之别。

5. 小承气汤、厚朴三物汤、厚朴大黄汤

阳明病，其人多汗，以津液外出，胃中燥，大便必硬，硬则谵语，小承气汤主之。若一服谵语止者，更莫复服（《伤寒论》第213条）。

大黄（四两），厚朴（二两，炙，去皮），枳实（三枚，大者，炙）

上三味，以水四升，煮取一升二合，去滓，分温二服。

痛而闭者，厚朴三物汤主之（《金匮要略·腹满寒疝宿食病脉证治第十》）。

大黄（四两），厚朴（八两），枳实（五枚）

上三味，以水一斗二升，先煮二味，取五升，内大黄，煮取三升，温服一升。

支饮胸满者，厚朴大黄汤主之（《金匮要略·痰饮咳嗽病脉证并治第十二》）。

大黄（六两），厚朴（一尺），枳实（四枚）

上三味，以水五升，煮取二升，分温再服。

小承气汤、厚朴三物汤、厚朴大黄汤三方都由大黄、枳实、厚朴组成。小承气汤主治病机是实热互结于胃肠，偏于热结，当轻下热结以治阳明腑实轻证，故用四两大黄为君，臣以枳实三枚，佐厚朴二两；厚朴三物汤，病机偏于气闭不通，腹满胀重于积之实热内结，气机不畅之腹满痛，大便闭结的证治，因此君厚朴八两，臣枳实五枚，佐大黄四两；而厚朴大黄汤重在行气除满、泻实破结，以饮结胸膈兼阳明腑实为主要病机，饮阻气逆，腑气不通之心下满痛，兼腹满便秘，因气滞和热结并重，厚朴和大黄的剂量都比较大。此三方药味相同，但用量各异，所以主治的病症也有不同。

6. 人参汤、理中丸（汤）及加减

胸痹心中痞，留气结在胸，胸满，胁下逆抢心，枳实薤白桂枝汤主之，人参汤亦主之（《金匮要略·胸痹心痛短气病脉证治第五》）。

人参（三两），甘草（三两），干姜（三两），白术（三两）

上四味，以水八升，煮取三升，温服一升，日三服。

霍乱，头痛发热，身疼痛，热多欲饮水者，五苓散主之；寒多不用水者，理中丸主之（《伤寒论》第386条）。

人参（三两），甘草（三两，炙），干姜（三两），白术（三两）

上四味，捣筛，蜜和为丸，如鸡子黄许大。以沸汤数合，和一丸，研碎，温服之。日三服，夜二服。腹中未热，益至三四丸，然不及汤。汤法：以四物，依两数切，用水八升，煮取三升，去滓，温服是一升，日三服。

本条属中焦阳虚，寒湿内阻，清气不升，浊气上逆之霍

乱虚寒证。理中汤为治太阴虚寒证的主方，因其温运中阳、调理中焦，故取名"理中汤"。《金匮要略》称其为人参汤，治虚寒性的胸痹证，心胸阳气大伤，由于阳气虚馁，阴霾不散，蕴结心胸，以人参汤功能温中祛寒、健脾益气，其治疗偏于正阳不足者，其证当有四肢不温、大便稀溏、舌淡苔白、脉象沉迟细缓等，惟前方用炙甘草，本方用甘草不炙，两方用药、剂量、煎服法等皆相同。

理中丸为一方两法，既可制成丸剂，亦可煎汤服用，只是改汤剂为蜜丸，病情缓而需久服者，可用丸；病势急或服丸效差者，当用汤剂。

7. 半夏泻心汤、甘草泻心汤

伤寒五六日，呕而发热者，柴胡汤证俱……但满而不痛者，此为痞，柴胡不中与之，宜半夏汤主之（《伤寒论》第149条）。

呕而肠鸣，心下痞者半夏泻心汤主之（《金匮要略·呕吐哕下利病脉证治第十七》）。

半夏（半升），干姜、黄芩、人参（各三两），黄连（一两），大枣（十二枚，擘），甘草（三两，炙）

上七味，以水一斗，煮取六升，去滓，再煎，取三升，温服一升，日三服。

伤寒中风，医反下之，其人下利，日数十行，谷不化，腹中雷鸣，心下痞硬而满，干呕，心烦不得安。医见心下痞，谓病不尽，复下之，其痞益甚，此非结热，但以胃中虚，客气上逆，故使硬也，甘草泻心汤主之（《伤寒论》第158条）。

甘草（四两，炙），半夏（半升），干姜、黄芩（各三两），黄连（一

两），大枣（十二枚，擘）

上六味，以水一斗，煮取六升，去滓，再煎取三升。温服一升，一日三次。

狐惑之为病，状如伤寒，默默欲眠，目不得闭，卧起不安。蚀于喉为惑，蚀于阴为狐，不欲饮食，恶闻食臭，其面目乍赤、乍黑、乍白、蚀于上部则声喝（一作嗄），甘草泻心汤主之（《金匮要略·百合狐惑阴阳毒病脉证治第三》）。

甘草（四两，炙）、黄芩、人参、干姜（各三两）、黄连（一两），大枣（十二枚，擘）、半夏（半升）

上七味，以水一斗，煮取六升，去滓，再煎，温服一升，一日三次。

两方均用于误下后脾胃损伤而生寒，外邪内陷而为热，致使寒热错杂于中，肠胃升降之机紊乱，气机痞塞。

《伤寒论》及《金匮要略》均出现半夏泻心汤，主治寒热互结，胃失和降的痞证，由寒热之邪痞塞中焦，脾胃升降失和导致恶心、呕吐等胃气上逆，及肠鸣、下利等脾气不升之证。《金匮要略》中"呕而肠鸣，心下痞者，半夏泻心汤主之"是对本条痞证的补充，也是将半夏泻心汤证列为呕利痞的主要依据。甘草泻心汤在半夏泻心汤基础上，加大炙甘草用量，由原来的三两增至四两，突出补虚之功，主治再度误下，胃气重虚之虚痞证，痞、利俱甚，完谷不化，心烦不安。狐惑病是湿热化浊所致，其症状类似伤寒，有是证用是药。

8. 生姜半夏汤、小半夏汤

患者胸中似喘不喘，似呕不呕，似哕不哕，彻心中愦愦无奈者，生姜半夏汤主之（《金匮要略·呕吐哕下利病脉证治第十七》)。

生姜（一斤），半夏（半升）

右二味，以水三升，先煮半夏，取二升，纳生姜汁，煮取一升，去滓，小冷，分四服，日三，夜一，呕止，停后服。

呕家本渴，渴者为欲解，今反不欲渴，心下有支饮故也，小半夏汤主之（《伤寒论》第28条）。

诸呕吐谷不得下者，小半夏汤主之（《金匮要略·痰饮咳嗽病脉证并治第十二》)。

生姜（半斤），半夏（一升）

以水七升，煮取一升半，分温再服。

生姜半夏汤，为寒饮内结，阳气被遏，正气与寒邪搏结，致胃中虚寒，病在中、上焦。主治似喘不喘，似呕不呕，似哕不哕，彻心中然无奈，具有辛散水饮、舒展阳气之功。重用生姜，取其化饮降逆之功，用姜汁为君，生姜用汁，其性甚烈，不在降逆，而在散结；半夏为佐，取其行于经络。小半夏汤为饮停于胃，胃失和降，上逆而呕，胃无虚寒之象，病在胃，以呕吐为主，并有谷不得下，口不渴，心下痞，具有和胃止呕、散饮降逆之功，方中重用半夏，取其降逆止呕之意，半夏为君，生姜为佐。小半夏汤之姜用生者而切片入煎剂，其性辛温，走而不守，降逆止呕；生姜半夏汤之姜用生者而取汁入煎重在散结。

9. 半夏散、半夏汤

少阴病，咽中痛，半夏散及汤主之（《伤寒论》第313条）。

半夏（洗），桂枝（去皮），甘草（炙）各等分上三味，等分，分别捣筛，合治之，自饮和服方寸匕，日三服。

若不能散者，以水一升煎七沸，内散两方匕，更煮三沸，下火令小冷，少少咽之。半夏有毒，不当散服。

两者只是散、汤剂型不同而已，主治病证没有发生改变，"汤者，荡也"，缓则用散剂，急则用汤剂，体现病情缓急之不同。

10. 抵当汤、抵当丸

少腹当硬满，小便自利者，下血乃愈，所以然者，以太阳随经，瘀热在里故也。抵当汤主之（《伤寒论》第124条）。

水蛭（三十个，熬），虻虫（三十个，去翅足，熬），桃仁（二十个，去皮尖），大黄（三两，酒洗）

上药四味，以水五升，煮取3升，去滓温服1升，不下更服。

伤寒有热，少腹满，应小便不利，今反利者，为有血也，当下之，不可余药，宜抵当丸（《伤寒论》第126条）。

大黄（三两），水蛭（二十个，熬），虻虫（二十个，去翅足，熬），桃仁（二十五个，去皮尖）

上四味，捣分四丸，以水一升，煮一丸，取七合服之。晬时当下血，若不下者，更服。

抵当汤与抵当丸均由水蛭、虻虫、桃仁、大黄组成，但抵当汤治疗蓄血证病情急而蓄血时间短者，一般认为抵当汤证为血热初结，蓄血与表证共存，属表里同病，但因蓄血重，见其人发狂，少腹硬满，病势急，故用下血见重剂破血逐瘀；抵当丸治疗蓄血证病情缓而蓄血时间较长者，药量较抵当汤减轻，取其丸药性缓，用于瘀热较轻，血已结实，少腹满而未见硬，不发狂，病情较缓之证。"汤者，荡也""丸者，缓也"，根据发病的新久、病势的缓急，分别采用汤剂与丸剂，以达到一方多用的目的。

《伤寒杂病论》是我国第一部集理、法、方、药于一体的著作，因证立法，因法设方，因方用药，因药效易剂量，严遵法度，配伍严谨，运用出神入化。从方剂组成来看，尽管有相同的药物组成，但通过其中某些药物配伍比例发生变化，方剂名称发生改变，功效随之迥异，其中两组（半夏散、半夏汤；抵当丸、抵当汤）只是剂型不同，功效不变，但有缓急之别。通过学习经方，掌握其宗旨，同时明确君药和必要的配伍比例，如桂枝汤中桂枝、白芍基本比例为1∶1，比例失衡，可能就是桂枝加桂汤或桂枝加芍药汤了；生姜、半夏比例不同，或是生姜半夏汤或是小半夏汤。窥探张仲景用药组方之严格，从而提示后学，在临床遣方用药之时，不但需要记住方剂的药物组成，而且应该重视其药物用量及其量效配伍的比例。

辨"温病与伤寒"营卫气血异同

《叶香岩外感温热病》篇云:"温邪上受,首先犯肺,逆传心包。肺主气属卫,心主血属营,辨营卫气血虽与伤寒同,若论治法则与伤寒大异也。"《伤寒论》为六经辨证体系,而温病采用卫气营血辨证、三焦辨证。惟六经辨证中仍有卫气营血内容,现将者异同进行讨论。

《伤寒论》中的辨证方法是六经辨证,《温热论》中的辨证方法是卫气营血辨证。《伤寒论》六经辨证是以十二经络为基础,但是每条经脉又皆有卫、气、营、血四个层次之分。《灵枢·营卫生会》云:"人受气于谷,谷入于胃,以传与肺,五藏六府,皆以受气,其清者为营,浊者为卫,营在脉中,卫在脉外。"所以就六经而言,其包含有卫、气、营、血四个层次。因此分析六经辨证,每一经病证亦有其各自的卫分证、气分证、营分证以及血分证。下面以伤寒的太阳病为例,讲述它与温病营卫气血证治的鉴别比较。

(一)营

1. 伤寒寒伤营(太阳伤寒)证治

太阳病,头痛发热,身疼,腰痛,骨节疼痛,恶风,无汗而喘者,麻黄汤主之(《伤寒论》第35条)。

太阳伤寒证的病理机制是寒邪束表,卫阳内闭,营阴凝滞。寒邪凝滞营阴之兆,所以称之为"寒伤营"。治疗应辛温发汗、散寒解表，代表方剂如《伤寒论》中的麻黄汤。

2. 温病营分证的证候及治法

温病营分证的病理机制是温热邪气深入血脉，耗伤营阴。

临床表现：身热夜甚，心烦躁扰，甚或时有谵语，或斑点隐隐，口反不甚渴或竟不渴，舌红绛少苔或无苔，脉细数。治疗应清营养阴、透热转气，代表方剂如《温病条辨》中的清营汤。

（二）卫

1. 伤寒风伤卫（太阳中风）证治

太阳中风，阳浮而阴弱。阳浮者，热自发；阴弱者，汗自出。啬啬恶寒，淅淅恶风，翕翕发热，鼻鸣干呕者，桂枝汤主之（《伤寒论》第 12 条）。

太阳中风证的病理机制是风邪外袭，卫外不固，营阴外泄，营卫不和。太阳中风证的病变关键在于风邪外袭，卫外不固，所以称为"风伤卫"。治疗应解肌祛风、调和营卫，代表方剂如《伤寒论》中的桂枝汤。

2. 温病卫分证的证候及治法

温病卫分证的病理机制是风热邪气外袭，卫阳被郁，卫外失司，肺失宣降。

临床表现：发热，微恶风寒，无汗或少汗，头痛，咳嗽，口微渴，舌边尖红苔薄白，脉浮数。治疗应用辛凉轻剂，以疏风清热，代表方剂如《温病条辨》中的银翘散。

（三）气

1. 伤寒气分（太阳蓄水）证的证治

太阳病，发汗后，大汗出，胃中干，烦躁不得眠，欲得饮水者，少少与饮之，令胃气和则愈。若脉浮，小便不利，微热消渴者，与五苓散主之（《伤寒论》第 71 条）。

太阳蓄水证的病理机制是太阳经证不解，风寒邪气循经入腑，导致膀胱气化功能失常。太阳蓄水证的病变关键在于气化不利，以致水蓄膀胱，所以称为病在"气分"。治疗应当外疏内利、化气行水，代表方剂如《伤寒论》中的五苓散。

2. 温病气分证的证候及治法

温病气分证的病理机制是温热邪气入里，导致脏腑功能失常。

气分证的范围广泛，临床表现因所在脏腑不同而异，但共同的特点是邪气盛而正气不衰，正邪相争，功能亢奋，呈现一派里热炽盛之象，如：高热不恶寒反恶热，渴喜冷饮，舌红苔黄燥，脉数有力等。治疗应清泄热邪，代表方剂如白虎汤。

（四）血

1. 伤寒血分（太阳蓄血）证的证治

太阳病不解，热结膀胱，其人如狂，血自下，下者愈。其外不解者，尚未可攻，当先解其外。外解已，但少腹急结者，乃可攻之，宜桃核承气汤（《伤寒论》第 106 条）。

太阳蓄血证的病理机制是太阳表邪化热入里，深入下焦，热入血络，耗损血中津液，致使血液黏聚成瘀，瘀血与热邪搏结于少腹。太阳蓄血证是瘀血与热邪相互搏结，所以称为病在"血分"。治疗应泻热逐瘀，代表方剂如《伤寒论》中的桃核承气汤、抵当汤。

2. 温病血分证的证候及治法

温病热邪深入下焦，也可以导致蓄血证候，治法也与伤寒大体相同。温病的血分证，大致可以分为动血与耗血两种类型。

动血，是指热邪鼓动血液而造成的出血证候。其病理机制是热邪灼伤血络，迫血妄行，致使血不循经，溢出脉外，导致人体各部位的出血。

临床表现：身热灼手，躁扰不安，甚则昏狂谵妄，衄血、吐血、便血、尿血、非时经血、发斑，斑色紫黑，舌绛紫，脉数。治疗应凉血散血，代表方剂如犀角地黄汤。

耗血，是指热邪耗伤血液而导致阴血耗损的证候。

临床表现：低热，手足心热甚于手足背，口干舌燥，神倦，甚则神昏，耳聋，手足瘛疭，舌红绛少苔，脉虚大或迟缓结代等。治疗应滋阴养血、潜阳镇摄，代表方剂如《温病条辨》中的加减复脉汤、二甲复脉汤、三甲复脉汤、大定风珠。

综上所述，两者邪气性质的不同，伤寒感受的是寒邪，侵袭肌体多从皮毛而入；温病感受的是温邪，侵袭肌体多从口鼻而入。寒邪主要伤人体阳气，而温邪主要伤人体阴液。伤寒六经传递至阴经，多有阳气亏虚；而温病后期，多有营血的耗伤，尽管两者均可出现卫、气、营、血过程，但两者病因病机不同，病理结果迥异，因此所采取的治疗方法不同，方剂药物当然也不同。

以经典理论指导中风的防治

中医"治未病"的诊疗思想，早在两千多年前的《黄帝内经》中就已提出，《素问·上古天真论》云："上古之人，其知道者，法于阴阳，和于术数，食饮有节，起居有常，不妄作劳，故形能与神俱，而终尽其天年，度百岁乃去。"其"治未病"思想主张通过饮食、起居、运动、精神调摄等养生保健方法，使机体的阴阳气血平和，各脏腑功能协调平衡，达到"阴平阳秘"的状态，提高机体内在的防病抗病能力，使"正气存内，邪不可干"。

一、未病先防

中风的病因病机，由"年四十而阴气自半，起居衰矣"可知，年老正气衰弱是发病的主要因素。年老气血本虚，加之内伤积损，或纵欲伤精，或久病气血耗伤，或劳倦过度气血再衰。气虚则血行不畅，脑脉瘀阻；阴血虚则阴不制阳，风阳动越，挟气血痰火上冲于脑，蒙闭清窍而发病。正如《景岳全书·杂证谟·非风》所谓："卒倒多由昏聩，本皆内伤积损颓败而然。"七情失调，肝气郁滞，血行不畅，瘀阻脑脉；素体阴虚，水不涵木，复因情志所伤，肝阳上亢；或五志过极，心火暴盛，风火相煽，血随气逆，上扰元神，故而发病。

近年来，越来越多人开始重视外风引动内风而发中风的事实，临床上经常有秋冬换季，或气候骤变，不和时令，发现中风发病或复发明显增加。所以跟随外界天气变化，适时增减衣物，调畅情志，能够减少中风的发生。如《素问·上古天真论》所言："虚邪贼风，避之有时，恬淡虚无，真气从之，精神内守，病安从来。"同时通过调控血压、降低血脂、控制血糖、戒烟限酒、改变不良饮食习惯，倡导健康生活方式、调畅情志、劳逸适度、顺应四时气候变化等，在了解中风发病的基础上，做好"未病先防"。

二、既病防变

既病防变是指发病后，积极治疗以防止疾病的发展、传变。《金匮要略·脏腑经络先后病脉证第一》有："夫治未病者，见肝之病，知肝传脾，当先实脾。"中风病急性期，多为肝阴不足，虚阳上亢，阳亢化风，挟痰上闭脑脉，引发中风。肝为刚脏，肝旺则气胜，容易横犯脾胃，胃失和降，腑气不通，加重中风神昏证候。脾为肝伐，运化失职，水不运化，聚而成湿化痰，随逆乱之气机，上犯清窍，痹阻脉络，亦可加重病情。痰阻血运不畅，中虚精微不足，气血乏源，加重血虚血瘀。故治疗以平肝息风为基础，重视培补中气，固护脾胃，先安未受邪之地，减少中风病理产物，如痰、瘀、浊、毒等的产生，降低中风传变，减少中脏、中腑发生，为中风恢复创造良好内在环境。《金匮要略》云："适中经络，未流传藏府，即医治之。四肢才觉重滞，即导引、吐纳、针灸、膏摩，勿令九窍闭塞。"提示人们若一时不慎感受外邪，必须及早治疗，防微杜渐，以防病邪深入，使疾病进一步发展。

三、已病防复

中医学有病复之说，疾病初愈，人体阴阳尚未平衡，机体功能还没有完全恢复，此时如果不注意调摄，不但可以使病情重发，甚者可危及生命。如张仲景认为病复有食复、劳复、复感之分，《伤寒论》所述的"以病新瘥，人强与谷，脾胃气尚弱，不能消谷，故令微烦，损谷则愈"，即食复；"大病瘥后，劳复者"提到劳复，提示病后护理的重要性，这也是张仲景"治未病"思想的一个重要组成部分。在中风的治疗及病后预防中，已病防复是非常重要的一环。

四、小结

中风先兆并不是完全不可预防，如患有高血压病，则在导致中风发病前，往往有头晕、目眩的症状；高脂血症，常常表现痰湿壅盛；糖尿病表现为阴津不足等，均是中风发病的危险因素。临证依据"观其脉证，知犯何逆，随证治之"能够减少中风危险因素，对降低中风发生和复发有重要意义。正如《内经》云"圣人不治以病治未病，不治已乱治未乱，此之谓也。夫病已成而后药之，乱而成而后治之，譬犹渴而穿井，斗而铸锥，不亦晚乎"。

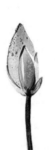

医论医话

寒热并用、攻补兼施

东汉张仲景勤求古训，博采众方，创立了"六经辨证"论治体系，开创了中医辨证论治之先河。《伤寒论》记载113方，用药83味，组方严谨，配伍精当，主次分明，用法巧妙，被后世称为"方书之祖"。张仲景在整体观和阴阳学说的指导下，运用功效相反的药物组成方剂，如寒热并用、攻补兼施、升降结合、敛散并投、刚柔相济、动静相伍等，其中寒热并用、攻补兼施方剂22首，所占比重，可见一斑，现对《伤寒论》中部分寒热并用、攻补兼施方证部分条文做以分析归纳，以窥探其中精微。

1. 寒热并用、攻补兼施的应用

（1）里实热，表虚寒

《伤寒论》第155条"心下痞而复恶寒汗出者，附子泻心汤主之"。本证为邪热阻于心下，气机壅滞而致，其性属热，又兼卫阳虚弱，取大黄、黄连、黄芩以苦寒清其里热，佐辛热之附子扶阳固表，寒热并用，攻补兼施，表里同治，共治热痞兼阳虚之证。

（2）上实热，下虚寒

《伤寒论》第80条"伤寒，医以丸药大下之，身热不去，微烦者，栀子干姜汤主之"。本证乃伤寒误下，中阳受损，热邪壅聚于胸。取擅清胸膈之热的栀子清热除烦，干姜温中焦之虚寒，清中有温，寒热并用。用栀子而非黄芩、黄连，避后者苦寒直折脾阳；选干姜而非附子，因干姜守而不走，擅补中土。如《伤寒论》第173条"伤寒胸中热，胃中有邪气，腹中痛，欲呕吐者，黄连汤主之"，乃胃热肠寒之证，属上热下寒、虚实夹杂证。黄连苦寒以清胃热，桂枝、干姜、半夏温中，人参、甘草、大枣甘温益胃和中，寒热并用，攻补兼施，辛开苦降，清上温中。如《伤寒论》第338条"伤寒脉微而厥，至七八日，肤冷，其人躁无暂安时者，此为藏厥，非蛔厥也。蛔厥者，其人当吐蛔，今病者静，而复时烦者，此为藏寒，蛔上入其膈，故烦，须臾复止，得食而呕，又烦者，蛔闻食臭出，其人常自吐蛔，蛔厥者，乌梅丸主之，又主久利"，本证上焦有热，下焦虚寒，方中重用乌梅、苦酒之酸，为安蛔止痛之要药；附子、桂枝、细辛、干姜、川椒温中散寒，辛开气机，黄连、黄柏清热，人参、当归、米粉、白蜜益气养血，润燥生津，寒温并用，攻补兼施，辛开苦降，调和阴阳。如《伤寒论》第357条"伤寒六七日，大下后，寸脉沉而迟，手足厥逆，下部脉不至，喉咽不利，唾脓血，泄利不止者，为难治，麻黄升麻汤主之"，此为上焦热郁、中焦虚寒之寒热错杂证。该方用药特点是药味多而药量轻，重用麻黄、升麻，突出了宣发为主的特点；石膏、知母、黄芩泻火解毒，清肺热；桂枝、干姜温运脾阳，祛除下寒；天冬、玉竹、当归、芍药润肺，白术、茯苓、炙甘草培补中气。《伤寒论》第359条"伤寒本自寒下，医复吐下之，寒格，更逆吐下；若食入口即吐，干姜黄芩黄连人参汤主之"，本证为胃热脾寒，寒热格拒，《长沙方歌括》解释为："芩连苦降借姜开，济以人参绝妙哉，四物平行各三两，诸凡拒格此方该。"

（3）中焦寒热虚实错杂

《伤寒论》第149条"伤寒五六日，呕而发热者，柴胡汤证具，而以他药下之，柴胡证仍在者，复与柴胡汤……但满而不痛者，此为痞，柴胡不中与之，宜半夏泻心汤"。《伤寒论》第157条"胁下有水气，腹中雷鸣下利者，生姜泻心汤主之"，此为呈接上条，水饮内停中焦下利重症，则治以生姜泻心汤，即半夏泻心汤减干姜用量，重用生姜辛散水饮之邪。《伤寒论》第158条"其人下利日数十行，谷不化，腹中雷鸣，心下痞硬而满，干呕心烦不得安……甘草泻心汤主之"，此为多次误下而致中虚严重，客气上逆，痞、呕、利均较重，治以甘草泻心汤，即半夏泻心汤加重甘草用量。以上三方，半夏泻心汤治寒热交结之痞，生姜泻心汤治疗水与热结之痞，即心下痞满挟水气之邪，重用生姜以散水气；甘草泻心汤治胃虚脾结之证，下后胃更虚，痞利俱甚，重用甘草以补中气。半夏泻心汤为三泻心之基础方，以干姜、半夏辛散脾寒，以黄芩、黄连苦寒泻胃热，使脾胃升降功能复则气结除，同时以甘味之参、枣、草调补中焦之气，寒温并用而治寒热错杂之痞。

（4）少阳热郁，夹虚夹寒

《伤寒论》第96条："伤寒五六日中风，往来寒热，胸胁苦满，默默不欲饮食，心烦喜呕……小柴胡汤主之"，太阳表邪传入少阳，少阳居半表半里，枢机不利，正邪纷争，故发热与恶寒交替出现，为寒热往来，用小柴胡汤和解少阳。方用柴胡解少阳之表邪，黄芩清少阳之里热，二药配合，清泄少阳之郁火；生姜、半夏辛温之品能开能降，疏通气郁，和胃降逆；人参、甘草、大枣扶正去邪，使邪散不得复转入里。全方寒热并用，升降协调，攻补兼施，起到疏利三焦，调达上下，通里达外，和畅气机，和解表里的作用。第147条"伤寒五六日，已发汗而复下之，胸胁满微结，小便不利，渴而不呕，但头汗出，往来寒热，心烦者，此为未解也。柴胡桂枝干姜汤主之"，少阳枢机不利，三焦决渎失职，水饮停留，故在和解少阳的同时，还要温化水饮，以小柴胡汤和解少阳，桂枝、干姜温化水饮，寒温并用，各收其功。上述二方中黄芩配伍半夏，一寒一温，辛开苦降，清化湿热，散结消痞。

2. 寒热并用、攻补兼施方证特点

重病机、抓主证，是张仲景组方思想的精髓所在。通过经方研读，方中的药对在药物特性和功能主治方面表现出对立统一性，即药物的平衡搭配，如本文所言的寒热并用、攻补兼施等。统计《伤寒论》涉及寒热并用、攻补兼施的22首方剂中，人参、甘草、大枣分别出现11次，其中8首方剂中三者同时出现；益阴多用芍药，出现7次，温阳（通阳）桂枝出现9次，干姜出现7次，可见调阴阳以芍药、桂枝、干姜首选。清热药物中黄芩出现10次，黄连出现6次，在5首方剂中两者同时出现。干姜与黄芩和（或）黄连在同一组方中出现8次之多，可见干姜与黄芩、黄连作为寒热配伍的药对为其习用。其他寒热药物配伍如桂枝与黄芩、桂枝与芍药，同时分别出现在组方中各4次。由此观之，寒热并

用、攻补兼施方剂具备以下特点。

（1）注重调护中气

上述方证多为伤寒误汗吐下之法，损伤脾胃。强调胃气强弱对六经病发生发展预后的主导作用，注意调补脾胃，用药人参、甘草、大枣为其首选。在配伍运用上，人参、甘草、大枣并用甘缓补中，扶正祛邪，健脾和胃，补中益气，随证治之，灵活多变。复杂病证中，用药寒则伤胃阳，热则伤胃津，攻则伤胃气，补则恐胃滞，寒热并用、攻补兼施应用，最终目的在于保护胃气，胃气的盈亏存亡与疾病的发生、发展、预后密切相关，正如《内经》所云"五藏六府皆禀气于胃"，体现出人以胃气为本的学术思想。

（2）善扶阳益阴

谈补益，祛邪气，张仲景主张扶阳气存阴液，十分重视阳气的盛衰和胃液的消长，灵活配伍组方，达到邪去正安的目的，温阳擅用桂枝、干姜、附子，益阴多用白芍、当归，清热多用黄芩、黄连。作为寒热配伍药对多次在组方中出现，调和阴阳，使之"阴平阳秘"。

（3）"和"的学术思想

"和"之本义是中和、调和，使用非单一的药物以纠正偏颇、调理失衡，从而使机体恢复健康。符合中医学的调整阴阳、恢复平衡的治疗原则。"和"体现了这种哲学思想，立法的原则也是立足于机体失调、失衡，强调运用药物中和、调和所偏的阴阳状态，使亏损或受邪的双方得以纠正。表里同病，寒热夹杂，虚实并见之证需要以"和"法治疗。表里双解的治疗药物在性质上寒热并用，或在功能上攻补兼施，以体现"和"法治疗的特点。

（4）处方寓"治未病"思想

攻补兼施，即于方中伍入补益药物"寓防于治"，如乌梅丸中入人参当归，恐厥后气血不免扰乱，故先安其气血；甘草、大枣多有固护中土，有先安未受邪之地之用。小柴胡汤证为少阳邪正相争、枢机不利所设，无明显正虚之象，用人参、炙甘草、大枣甘温益气和中，在于扶正祛邪，以补药之性转为攻邪之用。

3. 临床应用心得

笔者通过细读经典，精心揣摩，将寒热并用、攻补兼施之法，反复应用于临床，常获得很好疗效。

寒热是两种性质相对的病机，是机体阴阳偏盛偏衰的体现，两者交织出现在一个病证中，错综复杂，治疗上需要寒热并举，采取寒热并用之"和"法。其一，针对寒热错杂之病机，采取"和"法治疗，化解寒热，恢复阴阳平衡；其二，遣药配伍的"和"法，借药物的寒热制约消除其寒热属性，或借药物的寒热相互制约而保持药物的功效，消除其寒热属性以符合病情需要。

攻补是两种相反的治疗方法，攻者，祛其邪；补者，扶其正，虚实夹杂，需要攻补兼施。疾病的发生，无不为邪正斗争的表现，病邪是客观条件，正虚是发病根本因素。"正气存内，邪不可干""邪之所凑，其气必虚"，攻补兼施之法，也是基于邪正交争的状态所确立。

临床上，疾病病程越长、病情越复杂，往往寒热并存，虚实夹杂，寒之则伤阳，温之则伤阴，攻则伤正，补则留滞，张仲景将寒热并用、攻补兼施，随证治之，谨守病机，选方用药，法度谨严，并非杂乱无章，而是建立在八纲辨证基础上，先辨表里之部位，察寒热虚实之轻重主次，选择不同药物相反相成、相佐相成，主次清晰，如邪正相持，正虚邪恋，则扶正祛邪，取间者并行之意。

总之，通过学习《伤寒论》中寒热并用、攻补兼施之方证，从中审视治疗寒热并存、虚实夹杂证之奥妙，探寻辨证及药物配伍、遣方用药之法则，心领"观其脉证，知犯何逆，随证治之"之精义。

结胸证与阳明腑实证鉴别

张仲景在《伤寒论》中以398条论脉证，设方113个，为后世中医临床创立了辨证论治的基本原则。其辨证论治的基本内涵是根据病因、病证，把握病机发展趋势，针对病机而因势利导，配以最恰当的治法方药，即方证相应。其中有些相近，临床上容易混淆，需要加以鉴别，如中风兼有肠梗阻者，表现为腹胀、腹痛、恶心呕吐，不大便，听诊肠鸣音常常减弱或消失，在诊治过程中，临床医生往往先入为主，按阳明腑实证辨证论治，其实不然，也可能是中医结胸证的范畴，需要掌握两者不同的特点，现将结胸证与阳明腑实证区别如下。

1. 结胸证、阳明腑实证之源起

《伤寒论》中的结胸证和阳明腑实证，分别是《伤寒论》太阳病和阳明病中的重要证型，结胸证出自《伤寒论·辨太阳病脉证并治下》，该篇首条即第128条至143条的辨证论述中，连续阐述结胸证的各种情况，并附以施治的原则、方法和方药；阳明腑实证出自《伤寒论·辨阳明病脉证并治》开篇，即第179条论及"胃家实"证，随后逐条阐述阳明病的诊治，第208条"阳明病，有潮热者，此外欲解，可攻里也。手足然汗出者，此大便已硬也，大承气汤主之"，其原意是邪气入于阳明之府，邪入化热，热与糟粕相结成燥屎，症见胃肠气滞，腑气不通，临床上表现痞、满、燥、实、坚的阳明腑实证症状，故用大承气汤。

张仲景在《伤寒论》第134条提到"太阳病，脉浮而动数，浮则为风，数则为热，动则为痛，数则为虚，头痛，发热，微盗汗出，而反恶寒者，表未解也；医反下之，动数变迟，膈内拒痛，胃中空虚，客气动膈，短气，躁烦，心中懊恼，阳气内陷，心下因硬，则为结胸，大陷胸汤主之"，又曰"伤寒六七日，结胸热实，脉沉而紧，心下痛，按之石鞕者，大陷胸汤主之""太阳病，重发汗而复下之，不大便五六日，舌上燥而渴，日晡所小有潮热，从心下至少腹硬满痛不可触近，大陷胸汤主之"。其本意为太阳病表证未解，因误下致邪气内陷，热邪与水饮结于胸膈，症见或心下硬，或心下至少腹硬满而痛，且疼痛拒按，短气，大便干结，此为结胸之证，有大陷胸汤。

结胸证和阳明腑实证的典型方证是大陷胸汤证和大承气汤证。

2. 结胸证、阳明腑实证的联系与区别

根据《伤寒论》中的描述，结胸证有多种表现，阳明腑实证也有多种表现，阳明篇中着重阐述了大承气汤证。历代医家也非常重视上述两证，如清代尤在泾就两证关系与区别，指出："大陷胸与大承气，其用有心下与胃中之分。以我观之，仲景所云心下者，正胃之谓，所云胃中者，正大小肠之谓也，胃为都会，水谷并居，清浊未分，邪气入之，挟痰杂食，相结不解，则成结胸；大小肠者，精华已去，糟粕独居，邪气入之，但与秽物结成燥屎而已，大承气者至肠中燥粪，大陷胸并主心下水食；燥屎在肠中必借驱逐之力，故须枳、朴；水在胃，必食在胃，必兼破饮之长，故用甘遂。且大承气先煮枳、朴，而后内大黄；大陷胸先煮大黄而后内诸药。夫治上者制宜缓，治下制宜急，而大黄生则行速，熟则行迟，盖即一物，而其用又有不同如此。"

大陷胸汤证与大承气汤证的区别表现在如下几个方面：首先，两者病机不同，前者是热邪与未化之水谷相结所致，而后者是热邪与已化糟粕相结所致；其次，相结的部位不同，前者为热与水谷相结于胸及胃脘部，而后者是热与宿食相结于中、下焦；其三，前者多因太阳表证误下而致结胸，而后者是热邪入阳明与宿食相结而成；其四，两方的用药不同，前者以甘遂佐大黄以攻未化之水谷，而后者却用枳实、厚朴佐大黄攻逐结于胃肠的糟屎；其五，煎药的不同，前者大黄先下且久煎，取其治上宜缓之章，而后者大黄须后下，取其生用以发挥急下之功。

3. 症状鉴别要点

（1）主症方面

阳明腑实证一般腹胀满痛而不硬，按之痛不甚剧烈；结胸证腹必现按之痛甚，手物不可近腹。

（2）兼症方面

阳明腑实证为燥与热结，故舌苔黄燥或焦黑起刺、口渴引饮、全身汗出或手足濈（戢）然汗出；而结胸证为热与水结，故舌苔黄腻或兼滑，口不渴或渴而饮少、饮入不适，热为水遏而上蒸只出现但头汗，或汗出齐腰。

结胸证常现小便少而偏短，阳明腑实证则常无此症，只有当燥结发展到严重伤阴，才会现小便短少，此时则多有脉细、舌质干甚则剥苔，可与结胸证鉴别；此外，结胸证脉涩乃因水结易阻滞气机，而阳明燥结脉多滑，重证若现脉涩，乃因兼有阴枯，亦可凭上述脉舌鉴别。

辨伤寒阳明与温病阳明的异同

原北京中医学院在招收第一批中医研究生考试中，方药中教授曾出题："同为阳明，伤寒阳明与温病阳明有何异同？"非常巧妙，深受同道称赞。

伤寒学派与温病学派皆源于《黄帝内经》。温病学与伤寒学两者间有密切的联系，可以认为温病学是从伤寒学体系中分离出来的新的一门学科，进一步丰富了外感病的辨证诊治体系。伤寒与温病共有阳明病阶段，下面简单讨论两者异同。

1. 伤寒阳明

伤寒，顾名思义，外感病为寒邪致病，强调邪气由肌表而入。寒为阴邪，易伤人体阳气，太阳主一身之表，伤寒初起，寒邪多先侵犯太阳经，故伤寒初起病位在皮肤；由于寒性凝滞、收引的特点，伤寒初起寒邪束表，阳气郁闭，故可见恶寒重、发热轻、无汗或少汗、头项强痛、脉浮紧或缓等症状。随着病情的进展，由表及里，即由太阳经传至阳明经，阳明多气多血，在阳明病阶段，正邪交争剧烈，在阳明经证阶段可出现高热、口渴、多汗、脉洪大等症状，进入阳明腑实阶段可出现痞、满、燥、实、坚等症状。如果正不敌邪，邪气继续里传可至太阴、少阴、厥阴三阴经，由于寒为阴邪，易伤阳气，传至阴经，多为阳气不足，甚则阳气虚衰。

2. 温病阳明

温病以感受温热邪气为主。由于风性清扬，居六淫之首，为百病之长。热为阳邪，其性炎上，易伤津耗气。肺主皮毛，开窍于鼻，卫气通过肺的宣发作用，布达于肌表，起护卫肌表的作用。温病初起，邪气可从皮毛、口、鼻入侵，导致人体卫外失司，症见发热重、恶寒轻、咳嗽、口微渴、脉浮数等。由于热性开泄，导致皮肤腠理疏松，邪由表入里相对容易，由肺卫表证可快速向肺气分证转化，症见身热、汗出、烦渴、咳喘等，即叶天士所云"温邪上受，首先犯肺，逆传心包"，此处称逆传心包，有逆则有顺，顺传当由上焦肺传至中焦胃，症见壮热、汗大出、面红目赤、渴喜冷饮等胃热壅盛证，亦称之为阳明热炽，继续发展则灼伤大肠津液，可出现阳明腑实证，表现为心下痞满、腹胀腹痛、大便干燥难行等，后期多损伤肺胃阴液。若素体阴虚，或温热病性较甚，病情严重者也可侵袭下焦肝肾，导致肝血肾精亏耗。

综上所述，伤寒与温病在阳明病阶段临床表现、病机一致，但在阳明病前期、后期表现却明显不同。伤寒强调邪从皮肤入侵，而温病亦强调邪从口、鼻侵袭；两者初起病均在表，然后入里传变，但伤寒以六经辨证为主，初起邪袭太阳，继则少阳、阳明、太阴、少阴、厥阴；温病则以卫气营血及三焦辨证为主，初起邪袭肺卫，继则气分证、营分证、血分证，或是初在肺卫，继而中焦（阳明胃），再传下焦；两者既有联系又有区别。伤寒与温病在疾病发展过程中同样出现阳明病，但其发生、发展、结果与转归均有不同。

3. 两者治疗

无论伤寒还是温病，阳明病阶段两者病机相同，因此治法方药亦相同。阳明经病证阶段，正邪交争较盛，围绕阳明无形之热充斥，治疗以辛寒清气为主，方用白虎汤加减，这是伤寒与温病在阳明经病阶段同用的治法。阳明腑病是继阳明经病后热邪灼伤大肠津液，出现腹部胀满，大便秘结难下，舌苔黑燥，脉沉实有力，甚则神昏谵语的证候。伤寒中出现阳明腑实证，治以大承气汤类等攻下方剂以通腑泻热、急下存阴；温病更加注重使邪有出路，在继承伤寒攻下法的同时，结合患者体质及病情发展进一步发挥，如阳明热结，兼阴液亏损用增液承气汤；阳明腑实，兼气阴两虚用新加黄龙汤，兼小肠热结用导赤承气汤加减治疗；肺热腑实，用宣白承气汤；热入心包，兼阳明腑实用牛黄承气汤，热与血结用桃仁承气汤。

但在阳明病的发生发展先后过程中，前后治疗则显著不同。

伤寒初起，寒邪束表，阳气郁闭，治以辛温发汗、解表达邪外出，药用麻黄、桂枝、生姜、羌活等，方如麻黄汤、桂枝汤加减；阳明病后期，病情严重者可进一步入里往三阴经发展，损伤人体阳气和阴津，但寒为阴邪，易伤阳气，所以阳气损伤更甚，治以温里散寒，药用附子、干姜、肉桂等药物，如理中汤、四逆汤类。

温病初起，邪郁卫表，导致人体卫外失司或肺失宣降，由于病性属热，治以辛凉轻解。药用银花、连翘、牛蒡子、淡豆豉等质地轻、性味辛凉的药物，方如银翘散、桑菊饮加减；在阳明阶段后期，津气损伤，热易伤津，所以津液不足较著，病轻者以肺胃阴伤明显，选用沙参、天冬、麦冬、天花粉、芦根等甘寒药物以生津；病情严重者可发展至下焦，导致肝血肾精不足，产生虚热证，选用生地、阿胶、牡蛎、龟板等咸寒之品以滋养。

由上所知，伤寒重在固护阳气，而温病更重视阴液，即温病治疗阳明腑实证中，为固护津液应用新加黄龙汤、增液承气汤等，即使仍应用三承气汤，吴鞠通在量上也做了调整，见下表。

	方剂	大黄	厚朴	枳实	芒硝	甘草
伤寒论	大承气汤	4两（60g）	8两（120g）	5枚（70g）	3合（48g）	
	小承气汤	4两（60g）	2两（30g）	3枚（42g）		
	调胃承气汤	4两（60g）			半升（80g）	2两（30g）
温病条辨	大承气汤	6钱（18g）	3钱（9g）	3钱（9g）	3钱（9g）	
	小承气汤	5钱（15g）	2钱（6g）	1钱（3g）		
	调胃承气汤	3钱（9g）			5钱（15g）	2钱（6g）

《伤寒论》中三承气汤，大黄用量同为4两，重在导泄，大承气中枳实2倍于大黄，破气消滞，泻下之力更强，邪热去，阴津保，目的在于急下存阴。温病中的三承气汤，大黄用量递减，而枳、朴用量低于大黄，目的在于泻热，又不过度泻下而伤阴。戴北山指出："温病下法亦与伤寒不同，伤

寒下不嫌迟，温病下不嫌早。伤寒在下其燥结，温病在下其邪热。"温病下法要时时固护阴液，切记"下而勿损"。

伤寒和温病的阳明病本身并无区别，都是里热实证，即阳明经证和阳明腑证，治法都是清热生津，方用白虎汤和通腑泻热的承气汤类。由于致病因素不同，侵犯人体的部位不同，病机不同，故预后转归、治疗等均有差别。伤寒的阳明病是由表寒入里化热而来，在由寒化热的过程中，阳气耗损，表现为潜在阳虚；而温病初起是热邪入里，热盛伤津，虽然阳气也伤，但以伤津液为主，表现为津液不足。从疾病发展方面，伤寒的阳明病是向三阴虚寒证发展，最后导致阳气衰微而出现三阴虚寒证，甚至亡阳厥逆；温病的阳明病是向下焦阴虚证发展，在温病过程中津液一伤再伤，最后都导致津液大伤而出现下焦阴虚证，向亡阴脱液发展。现总结如下。

	病邪	感邪途径	病机	治则	方药代表
伤寒	风寒	肌表而入，由表入里	寒化热入里，耗伤阳气	辛温解表（初期）；清热生津，通腑泻热（阳明阶段）；温补阳气（后期）	麻桂类（初期）；白虎汤、承气汤类（阳明阶段）；理中类（后期）
温病	风热	口鼻而入，由上至下	热自上传下，伤津液阴精	辛凉解表（初期）；清热生津，通腑泻热（阳明阶段）；养阴生津（后期）	银翘、桑菊类（初期）；白虎汤、承气汤类（阳明阶段）；沙参麦门麦汤、复脉汤类（后期）

柴胡桂枝干姜汤方证辨析及应用

《伤寒论》第147条"伤寒五六日，已发汗而复下之，胸胁满微结，小便不利，渴而不呕，但头汗出，往来寒热，心烦者，此为未解也，柴胡桂枝干姜汤主之"。

本方为张仲景柴胡剂六大名方之一，少阳属于半表半里之间，为三阳病传入三阴病之枢纽，故称少阳为枢。既是表里传变之枢，临床上多见寒热往来，因阴阳进退、邪正相争，导致发热恶寒现象交替出现，少阳病多寒热错杂，虚实兼并，故临床辨证论治时，须要详审方证。柴胡桂枝干姜汤证，在《伤寒论》六经辨证中有着特殊地位，它属于六经病中哪一经的方证？方证含意是什么？历来注家莫衷一是，现总结如下。

1."少阳表里未解"

成无已在《注解伤寒论》中分析本证云："伤寒五六日，已经汗下之后，则邪当解……往来寒热心烦者，即邪气犹在半表半里之间，为未解也……今但头汗出而余处无汗者，津液不足而阳虚于上也。"

吴谦的《医宗金鉴》述："此为半表半里之证，故主柴胡桂枝干姜汤，以专解半表之邪，兼散半里之结也。邪陷阳明则结胸痞满，下利。邪陷少阳则胸胁满微结。小便不利渴而不呕者，非停水之故，乃汗下损其津液也……但头汗出，往来寒热，心烦者，无阳明证，知为少阳表热，郁而不和，上蒸之头汗也。"提出本方是柴胡、桂枝合剂，适用于半表半里证，但认为散结不在干姜而在牡蛎，轻视干姜易生姜。

两者皆指出病在少阳，表邪未解，兼津液已伤。

尤在泾于《伤寒贯珠集》云："汗下之后，胸胁满微结者，邪聚于上也……柴胡、桂枝以解外之邪，干姜、牡蛎以散胸中之结，瓜蒌根、黄芩除心烦而解热渴，炙甘草佐柴胡、桂枝以发散，合芩、蒌、姜、蛎心和里，为三表七里之法也。"

方有执在《伤寒论条辨》中载："小便不利，太阳之膀胱不清也。渴而不呕，阳明之胃热而气不逆也；头汗出者，三阳之邪热甚于上而气不下行也；往来寒热心烦者，少阳半表半里之邪出入不常也。柴胡、黄芩，主除往来之寒热，桂枝甘草，和解未罢之表邪；牡蛎干姜，咸以软其结，辛以散其满；瓜蒌根者，苦以滋其渴，凉以散其热。是扬也，亦三阳平解之一法也。"

以上两者也明确提出本方证为少阳半表半里。

2."少阳病兼水饮内结"

此论源于丹波元简的《伤寒论辑义》，唐宗海在《伤寒论浅注补正》述："已发汗，阳气外泄矣，又复下之，则阳气下陷，水饮内动，逆于胸胁，故胸胁满微结，小便不利；水结则津不升，故渴。此与五苓散证，同一意也。阳遏于外，不得四散，但能上冒，为头汗出；而周身阳气欲出不能，则往来寒热。此与小柴胡证，同一意也。此皆寒水之气，闭其胸膈腠理，而火不得外发，则返于心包，是以心烦。"

柯琴《伤寒来苏集》指出："汗下后，而柴胡证仍在者，仍用柴胡汤加减。此因增微结一证，故变其方名耳。此微结与阳微结不同。阳微结对纯阴微结而言，是指大便硬，病在胃。此微结对大结胸而言，是指心下痞，其病在胸胁，与心下痞硬、心下支结同义。"柯氏注意到"以干姜易生姜，是为散胸胁之满结也"，注意到了寒饮在下是满结的主因，不能用生姜之散，而必用干姜之温，因此干姜易生姜是柴胡桂枝干姜汤与小柴胡汤的区别所在，考虑为有饮未加茯苓原因是"小便虽不利而心下不悸，故不去黄芩不加茯苓"。小柴胡汤重在和解半表半里热，而柴胡桂枝干姜汤偏于祛半表半里寒。

李培生主编的《伤寒学》："胸胁满微结，小便不利，渴而不呕，当是少阳兼水饮内结……少阳枢机不利，胆火内郁，导致三焦决渎失常，故水饮留结于中则胸胁满微结。水道失于通调，阳气不得宣化，因而小便不利，为渴，胃气尚和所以不呕，但头汗出，为少阳不利阳郁不达全身，反蒸于上所致。"

3."厥阴合于少阳"

张志聪的《伤寒论集注》云："伤寒五六日，当少阴厥阴主气之期，夫厥阴不从标本，从中见少阳之化。少阳少阴并主神机枢转者也。如已发汗而复下之，则神机内郁，不能枢转于外。胸胁满者，少阳之气不能合太阳而外出也；微结者，少阴之气不能合太阳而外出也。三焦不和，故小便不利；结在君火之分，故不渴；不涉于中胃，故不呕也；但头汗出者，心液上蒸也；往来寒热者，少阳欲出而不能也；心烦者，少阴欲出而不能也。故曰，此为未解也，宜柴胡桂枝干姜扬。"

4."肝郁胆热脾湿"

黄元御所著《伤寒悬解》："伤寒五六日，已发汗而复下之，伤其中气，胆胃俱逆，胸胁满结；脾湿肝遏，小便不利；胆火刑肺，是以渴生；胃逆未甚，不至作呕；相火逆升，故头上汗出；营卫交争，故往来寒热；君相升泄，是以心烦。此为少阳之经而传太阴之藏，表里俱未解也。柴胡桂枝干姜汤，柴胡、黄芩，疏甲木而清相火；桂枝、瓜蒌，达己未而消燥金；干姜甘草，温中而培土；牡蛎除满而消结也。"

5."少阳病而又兼见阴证机转"——少阳寒化证

《刘渡舟伤寒临证指要》记有当年刘渡舟老师与经方名家陈慎吾先生请教本方的运用时，陈老指出：柴胡桂枝干姜汤治疗少阳病而又兼见阴证机转者，用之最恰。阴证机转是什么？从阳即小柴胡加桂枝干姜后，方药变以温下寒为主；从阴即小柴胡加瓜蒌根、石膏，方药变为清里热、上热为主。如张路玉指出："小柴胡汤本阴阳二停之方，可随证之进退，加桂枝、干姜则进而从阳，若加瓜蒌、石膏，则进而从阴。"柴胡桂枝干姜汤方证由小柴胡汤方证发展而来，因津液伤重，由小柴胡汤方证"阴证机转"而来，正是说明，人们先认识到"半表半里"的"阳证"，后认识到"半表半里"的"阴证"。可知小柴胡汤从阴是治疗半表半里阳证，从阳则治疗半表半里阴证。也可知，阴证机转是指病位在半表半里由阳证转为阴证。伤寒五六日，虽已发汗，病不解则常转入少阳柴胡汤证，医者不详查，而又误用下法，因使邪热内陷，虽胸胁满未去，但呈现微结。汗、下、邪热皆伤津液，津液不下，故小便不利；津液虚少，热伤津致燥，故渴而不呕；气冲于上，故但头汗出。往来寒热，为邪还在半表半里。心烦，为上有热。此即由半表半里阳证转为半表半里阴证，呈上热下寒的柴胡桂枝干姜汤的方证。小柴胡汤用于阳证，而柴胡桂枝干姜汤用于阴证。

（1）论病机，主张胆热脾寒

《伤寒论》中少阳为半表半里，是表里传变的枢机，少阳为枢，不仅是表证传里的枢机，也是三阳病传入三阴的枢机。所以少阳病多有兼见证，如少阳兼表的柴胡桂枝汤证，少阳兼里实的大柴胡汤、柴胡加芒硝汤证。而柴胡桂枝干姜汤正是与大柴胡汤证相对的方剂，是少阳兼里虚寒之证。如此，则兼表兼里，里实里虚俱备，少阳为枢之意义才完美。用本方和解少阳兼治脾寒，大柴胡汤和解少阳兼治胃实，可见少阳为病影响脾胃时，需分寒热虚实不同而治之。按胆热脾寒对本方主证进行解释，则顺理成章。胸胁满微结，但头汗出、口渴、往来寒热、心烦诸证，均为病在少阳，少阳枢机不利，胆热郁于上所致；小便不利之因，一则少阳枢机不利，影响气化；二则脾阳不足，津液转输不及所致；而不呕则是少阳之邪转入太阴，未影响胃腑之故。张仲景虽未明言大便情况，便溏之证在所难免，不言者，病变虽涉太阴，未必影响大便，故曰有"阴证机转"也，此与太阳病提纲证未言"发热"意义相同。

（2）抓主证，重视口苦便溏

本方"治胆热脾寒，气化不利，津液不滋所致腹胀、大便溏泻、小便不利、口渴、心烦，或胁痛控背、手指发麻、脉弦而缓、舌淡苔白等证"，刘渡舟老师应用本方以口苦、便溏为主证。既然是少阳兼太阴之证，则应有一个少阳主证作为病在少阳的证据，同时又有一个太阴主证作为病在太阴的证据，方能正确地使用本方。

病在少阳，以口苦为准，这也是刘老临床应用柴胡类方的主要依据。火之味苦，然他经之火甚少口苦，惟肝胆之火，则多见口苦，故口苦对反映少阳邪热有现实意义，所以张仲景把口苦作为《伤寒论》少阳病提纲证的第一证。

便溏之证，是判断太阴病的主要依据。《伤寒论》太阴病提纲为"太阴之为病，腹满而吐，食不下，自利益甚，时腹自痛，若下之，必胸下结硬"，突出了下利为重。阳明主阖，其大便秘结为实证，太阴主开，其大便作泻而为虚证。在临床上，不论什么病，及其时间多久，凡见到腹胀满而又下利甚者，应首先考虑太阴虚寒为病，则庶几近之。刘老对于便溏之证，理解得极其灵活，或为腹泻如水，或为溏泻，甚至大便不成形者，也作便溏而使用本方。

6. 属厥阴类

"阴证机转"，胡希恕老一语道破了其机关，即少阳寒化证。在其所著的《伤寒约言录》中把柴胡桂枝干姜汤放在少阳病篇讲解，并明确指出，伤寒五六日，为表病常传少阳之期，因已发汗而复下之，使津液大伤，使半表半里的阳证变为半表半里的阴证。

胡老对本证的认识的改变：20世纪60年代为与结胸的区别，70年代改为本证少阳为半表半里，80年代属厥阴，"微结"本条即《伤寒论》中第147条与148条"阳微结"，当相同，即大便干燥。

六经来自八纲，即人体病位表、里、半表半里的病性分阴阳。表之阳为太阳经，表之阴为少阴经；里之阳为阳明经，里之阴为太阴经；半表半里之阳为少阳，半表半里之阴为厥阴。此即由半表半里阳证转为半表半里阴证，呈上热下寒的柴胡桂枝干姜汤的方证。小柴胡汤用于阳证，而柴胡桂枝干姜汤用于阴证。

胡希恕按：本证有柴胡证，故用小柴胡汤为底方；因胃不虚，故不用人参、大枣；因不呕，故不用半夏、生姜；口渴，故用瓜蒌根、牡蛎，二药相配有润下通便作用。瓜蒌根即天花粉，临床祛痰宽胸用全瓜蒌，去热解渴则用瓜蒌根。桂枝甘草汤合干姜解未尽之表邪，降上冲之逆气。本方临床应用注意两点：①大便微结者，可用本方，大便正常服本方可致微溏；②本方用于治疗无名低热，如肝炎发热，可解之。

那么用厥阴病提纲来衡量该方是不是相符的呢？

厥阴病的提纲为：消渴，气上撞心，心中痛热，饥而不欲食，食则吐蛔，下之利不止。其主要病机特点是：半表半里虚寒，上热下寒，冲逆明显。柴胡桂枝干姜汤的适应证已如上述：治疟多寒，微有热，或但寒不热、往来寒热、心烦等，更值得注意的是该方有桂枝可降冲逆，有天花粉、生牡蛎可滋津、敛津止消渴，用干姜温下寒、黄芩清上热，是治疗厥阴病典型的方药，而临床用其治疗厥阴病常能取效。

7. 非少阳兼水饮

柴胡桂枝干姜汤证为少阳兼水饮的依据是小便不利，如唐容川认为："小便不利，水结则津不升，故渴，此为五苓散证同一意也。"裴永清教授认为《伤寒论》《金匮要略》中凡水饮内停之小便不利皆用茯苓，如五苓散、猪苓汤、真武汤等。再如小青龙汤加减中，小便不利加茯苓，四逆散方后注小便不利加茯苓，小柴胡汤"心下悸，小便不利，去黄芩，加茯苓四两等"。

本方中无茯苓，足以说明本证小便不利非水饮内停。张仲景治水饮内停之小便不利，从不用黄芩，小柴胡汤加减中去黄芩加茯苓，所有治水饮、水气、治湿诸方中均无黄芩，这是其经验规律；治水饮内停之口渴，不治渴而治饮，饮去则渴自止，热伤津之渴，则以瓜蒌根治之，据此也可印证。

本证渴而不呕，置于小便不利之后，不呕不是病，是有针对性，"先渴而后呕，为水停心下，此属饮家"。五苓散证"渴欲饮水，水入即吐，名曰水逆"，显而易见，"渴而呕"即是有水饮。

句尾"此为未解也"是针对"伤寒"而言，虽经发汗，仍未全解，遵小柴胡汤加减中"外有微热，去人参、加桂枝，微汗愈"。本方证当为外有表邪未尽，所以位在太阳少阳合并的柴胡桂枝汤之后，又在太阳与阳明阳微结证之前，体现了太阳少阳病"实则阳明，虚则太阴的机转"。

综上所述，对本方的认识，可谓仁者见仁，智者见智，尽管历代医家对柴胡桂枝干姜汤证病机的认识有不同见解，但对该方能治疗邪陷少阳、气机不畅之证，则无任何异议。从药物组成来看，本证属于半表半里的寒热错杂证，从病位上讲，属于上寒下热证无疑。胡希恕老注重的是理论层面的研究，燕京刘氏一派，则更注重通俗易懂及临床实用。

临床验案

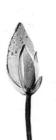

中风合并大陷胸汤证案

曹某，男，79岁，就诊于唐山市丰润区中医医院，主因言语謇涩、左侧肢不遂3小时入院。

初诊（2017年10月9日）：患者于入院前3小时，无明显诱因始发言语謇涩，左侧半身不遂，来我院求治，头颅CT提示"未见异常"，临床疑为"脑梗死"，测肌力为IV级，中医诊断：中风病（风痰瘀阻），西医诊断：脑梗死。

二诊（2017年10月10日）：下午病情加重，言语不能，左侧肢体完全瘫痪，纳差，用手示意胃脘不适，家属代诉，患者喜欢吃黏性食品，住院后曾连续三天吃大量年糕。神清，测左侧上下肢肌力0级。

三诊（2017年10月11日）：患者腹痛，发烧，体温37.3℃，腹部CT提示右结肠粪便积聚，胃食物残留，外科会诊考虑结肠梗阻，粪石可能性大，建议禁食水、灌肠等，灌肠前，家属从肛门处掏出少量软便，灌肠后又解出黄色稀便及黏液。

四诊（2017年10月12日）：患者精神萎靡，言语不能，左侧肢完全瘫痪，不能完成张口、闭眼等指令性动作，心下至少腹触之坚硬，触时表情痛苦，双下肢发凉，不欲盖被，无矢气，舌暗红，苔黄白腻，脉弦滑。

辨证分析：患者以中风病入院，目前以腹痛为主，急则治其标，心下至少腹坚硬疼痛，乃水热互结大陷胸汤证，双下肢发凉，不欲盖被阳气郁闭不达所致。

治法：泻热逐水，通阳解郁。

处方：大陷胸汤合四逆散加减。

大黄 15g	芒硝 12g（烊化）	甘遂 10g
柴胡 15g	白芍 15g	枳实 15g
炙甘草 10g	生姜 20g	

5 剂，日 1 剂，水煎，灌肠。

五诊（2017 年 10 月 19 日）：自入院 5 天来，患者多次排便，软而略暗，从心下至少腹痛消失，昨日经腹部 CT 证实梗阻消除，现患者精神不佳，多寐，能进少量流食，纳差，不便可，舌红赤少苔而干，脉芤。

由于患者年事已高，经灌肠数日，水热之邪虽去，气血阴精亏耗，故精神不佳多寐，舌红赤苔少而干，邪虽已去，正气大亏，当培补中气，以化生有源，服用补中益气丸缓补。

按：《伤寒论》曰"伤寒六七日，结胸热实，脉沉而紧，心下痛，按之石鞭者，大陷胸汤主之"，又曰"太阳病，重发汗，而复下之，不大便五六日，舌上燥，而渴，日晡所小有潮热，从心下至少腹硬满，而痛不可近者，大陷胸汤主之"。其本意为太阳病表证未解，因误下致邪气内陷，热邪与水饮结于胸膈，症见心下硬满而痛，按之硬，短气，便结，此为结胸之证。

方中甘遂泻水逐饮，大黄、芒硝荡涤邪热。药虽三味，而力专效宏，为泻热逐水散结之峻剂；四逆散疏肝解郁，调达气机；重用生姜宣化，祛逐水饮，兼和胃降逆。

肠梗阻，不一定是阳明腑实证，即不一定是承气汤证，中医讲有是证用是药，当须明辨。

中风合并呃逆证案

何某，男，48岁，就诊于唐山市丰润区中医医院。主因右侧半身不遂，右侧面部及左侧肢体麻木3天入院。

初诊（2015年4月22日）：患者入院前3天，无明显诱因始发右侧半身不遂，右侧面部及左侧肢体麻木，于我院做头颅CT检查，提示"未见异常"，拒绝住院治疗，经村医输液治疗3天，症状无缓解，遂于我院住院治疗，经静点舒血宁、肌氨肽苷等对症治疗，病情平稳。其间因饮食不节，始发呃逆，呃声沉缓，不能自制，影响饮食及睡眠。刻下症：呃呃作声，呃声沉缓，不能自制，右侧半身不遂，右侧面部及左侧肢体麻木，食纳不馨，喜热饮，少寐心烦多梦，小便尚可，腹胀满甚，大便干燥，舌红，苔白略腻，脉弦。患者年近五旬，肝肾不足，虚阳上亢，挟宿痰阻于肢络，肌肤失濡，故半身不遂，面部及肢体麻木；复因贪凉饮冷，胃失和降，气机上逆冲喉，呃呃作声，胃失和降则食纳不馨，胃不和则少寐多梦，心失养则烦，气机升降失宜，腑气不畅则腹胀、大便干燥难行，舌脉与症相符。急则治其标，当先止呃。

处方：丁香柿蒂汤合旋覆代赭汤加减。

丁香 10g	柿蒂 15g	茯苓 20g
清半夏 15g	代赭石 25g	旋覆花 10g (包)

厚朴 20g	枳实 15g	生大黄 10g (后下)
生龙骨 30g	神曲 12g	麦芽 12g
炙甘草 10g		

2 剂，日 1 剂，水煎服，2 次／日。

二诊（2015 年 4 月 23 日）：服用上方后，呃声明显减轻，能够顺利饮食，安然入睡，并行头颅 MRI 检查，余症状同前，中药效不更方，上方一剂巩固疗效。

处方：

丁香 10g	柿蒂 15g	茯苓 20g
清半夏 15g	代赭石 25g	旋覆花 10g (包)
厚朴 20g	枳实 15g	生大黄 10g (后下)
生龙骨 30g	神曲 12g	麦芽 12g
炙甘草 10g		

1 剂，日 1 剂，水煎服，2 次／日。

按： 呃逆以喉间呃呃连声，声短而频，难以自制为主症，最早见于《内经》，称之为"哕"，《素问·宣明五气》载"胃为气逆，为哕"，认识到本病的病机为胃气上逆，其与寒气及胃、肺相关，且是病危的一种征兆，如《素问·保命全形论》："病深者，其声哕。"明代张景岳把呃逆病名确定下来，如《景岳全书·呃逆》："哕者，呃逆也。"呃逆病因多由饮食不当，情志不遂和正气亏虚所致，胃失和降，气逆动膈是呃逆主要病机。

中风部分患者出现呃逆症状，往往为病情较重的表现，大多提示呈进展型，并合并有胃应激性溃疡，临床上应高度重视，中风病机为气机逆乱，呃逆出现亦为气机逆乱，两者相合预示气机逆乱加重，故急则治其标，当先止呃。本案丁香柿蒂汤温中，降逆止呃；旋覆代赭汤降逆化痰，益气和胃，本案虚象不显明，故去补益之人参、大枣，加厚朴三物汤，下气通腑，龙骨潜阳安神，神曲、麦芽固护中土，勿伤后天之气。

小承气汤、厚朴三物汤、厚朴大黄汤，均由大黄、枳实、厚朴三味组成，小承气汤主证病机是实、热互结于胃肠，偏于热结，当以轻下热结以治阳明腑实轻证，故重用大黄为君；厚朴三物汤，病机偏于气闭不通，腹满胀重于积之实热内结，气机不畅之腹满痛，大便闭结的证治，君用厚朴；而厚朴大黄汤功能行气除满、泻实破结，气滞和热结并重，厚朴和大黄的剂量都比较大。此三方药味相同，但用量各异，所以主治的病证也有不同，临床选方用药，当需明辨。

中风合并发热证案

佟某，女，74 岁，就诊于唐山市丰润区中医医院。主因被家属发现神志不清 3 小时入院。

初诊（2014 年 11 月 21 日）：患者 3 个小时前，突然神志不清，急来我院住院治疗。刻下症：神志不清，发烧，躯干烘热，面色苍白，四肢发凉，呼吸较快，大便 2 日未行，舌质暗淡，体胖大且边有齿痕，苔白腻，脉沉弦。查 BP：115/80mmHg，体温 39.8℃，心率 65 次 / 分，律齐，初诊以阳明腑实，予增液承气汤加减治疗，3 天后体温持续不降，体温波动在 39℃～39.8℃之间，延余会诊。患者年逾七旬，素有中风病史，气机不畅，阳气郁闭，故身体发热，不达四末，故面色苍白及四肢发凉，邪热内迫于肺，呼吸急促，舌体胖大，边有齿痕，苔白腻，均为肝脾不和，湿浊内生之征，脉沉弱与证相符。辨证为肝胃不和，阳郁致厥。治以疏肝和胃，透达郁阳。

处方：四逆散加减。

柴胡 30g	枳实 15g	白芍 12g
黄芩 15g	清半夏 15g	石菖蒲 15g
瓜蒌 20g	杏仁 12g	厚朴 10g
神曲 10g	炙甘草 7g	

5 剂，日 1 剂，水煎服，2 次 / 日。

二诊（2014年11月28日）：患者服用上方1剂后，体温降至38.0℃～38.4℃，神志转清，可回答简单问题，能进流食，夜寐尚可，大便已行，软便，今日体温降至37.1℃，舌淡红，体胖大，苔薄白而润，脉沉弱。体温正常，阳郁得解，巩固疗效，效不更方，本上方减柴胡用量为15g，减黄芩为10g。

处方：四逆散加减

柴胡 15g	枳实 15g	白芍 12g
黄芩 10g	清半夏 15g	石菖蒲 15g
瓜蒌 20g	杏仁 12g	厚朴 10g
神曲 10g	炙甘草 7g	

4剂，日1剂，水煎服，2次/日。

按：患者以神志不清、发热为主症，体温高达近39.8℃，故诊断为发热、中风（中脏腑）。患者发热为主，急则治其标，且其发热特点为躯干热，头面及四肢发凉，热势重，脉搏不快、不洪大反而细弱，无汗出，退热针剂无效。前医以大便不畅为由，以阳明腑实论治，投增液承气汤，大便虽泻，而热势不减。经云"凡厥者，阴阳气不相顺接，便为厥。厥者，手足逆冷者是也""少阴病，四逆，其人或咳，或悸，或小便不利，或腹中痛，或泄利下重者，四逆散主之"，患者"四逆"发热考虑肝郁气滞，阳气郁闭，郁而发热，不达四末，出现厥逆。证属实属郁，当四逆散疏肝和胃，透达郁阳，柴胡疏肝解郁，白芍苦泄破结，枳实导滞行气，甘草调和诸药。配合黄芩、清半夏取小柴胡和解之意，石菖蒲化痰开窍醒神，通利中焦；杏仁化痰，开宣肺气，以畅上焦；厚朴、瓜蒌通腑降浊，以利下焦，诸药共取调畅三焦，和解少阳，透达郁阳之效，神曲固护胃气，方药相宜，效如桴鼓。复诊时，患者体温正常，热郁得解，减柴胡用量，以防竭肝阴之嫌，降黄芩，以防若寒太过，耗散正气。

中风合并发热泄泻案

姚某，男，58岁，就诊于唐山市丰润区中医医院，主因左侧肢体活动不遂、言语謇涩1周就诊。

初诊（2014年8月12日）：入院时见左侧半身不遂，舌强语謇，入院后无明显加重，给予静脉注射丹参川芎嗪针等药物治疗，诸症好转。

二诊（2014年8月19日）：患者突发恶寒发热，体温最高达39℃，汗出后缓解，腹泻腹痛，无脓血、黏液，无肛门灼热及里急后重。刻下症：发热恶寒，腹泻腹痛，便如清水，量少，日数十次，无脓血、黏液，无肛门灼热及里急后重，口干欲热饮，左侧半身不遂，手能持物，足能任地，略有舌强语謇，小便少，色黄，纳食尚可，夜寐安，舌质暗红，苔薄白，脉沉弱。既往患者关节怕冷，畏冷食，自诉吃感冒药和解表药后，易汗出，继周身疼痛，畏风，痛苦难忍，需自行拔罐等才能缓解。

患者本为中风基本康复，又出现恶寒发热，腹痛腹泻，中医认为急则治其标。贪凉饮冷，风寒外袭，邪正相争则发热，卫气郁遏，肌肤失温则恶寒；素有脾胃虚弱，复受于寒，外寒内湿，胶结下注，清浊不分，"清气在下，则生飧泄"，邪阻于腹，不通则腹痛；口干欲热饮，津液已伤，中焦虚寒，新感于病，则脉沉弱，为内虚之候。证属风寒外袭，脾胃虚寒，营卫不和，卫表不固。治则发表解肌、温中补虚，调和营卫，固表止泻。

方药：桂枝汤合理中汤、玉屏风散加减。

桂枝 12g	白芍 15g	党参 12g
炒白术 15g	干姜 12g	炙黄芪 20g
防风 15g	炙甘草 10g	生姜 10g
大枣 10g		

3 剂，日 1 剂，水煎服，2 次 / 日。

二诊（2014 年 8 月 22 日）：患者服用上方 1 剂后，发热恶寒、腹痛腹泻大减，体温 37℃。3 剂后体温正常，腹痛腹泻除。

刻下症：头晕，昏蒙如裹，肢体关节怕冷，腰膝酸软，小便调，大便正常，纳可寐安，舌暗红，苔白厚，脉弱。证属肾阳不足，湿浊内阻。治以补肾温阳，化湿利浊。

方药：肾气丸加减。

附子 9g	肉桂 9g	熟地黄 20g
山茱萸 12g	炒山药 15g	牡丹皮 12g
泽泻 20g	茯苓 30g	炙黄芪 20g
枳壳 10g	黄柏 6g	当归 10g
桔梗 10g	炒薏仁 20g	炙甘草 10g

3 剂，日 1 剂，水煎服，2 次 / 日。

服上方 3 剂后，诸症得减，中药效不更方，守法原方求再效。

按：患者以半身不遂，舌强语謇入院，其间突然发热恶寒，腹痛腹泻，急则治其标。张仲景云："夫痼疾加以卒病，当先治其卒病。"患者外有太阳表证，内有太阴里证，表热里寒。

《伤寒论》指出"太阳病，外证未除而数下之，遂协热而利，利下不止，心下痞硬，表里不解者，桂枝人参汤主之"，为太阳病误下后脾胃虚寒的而表不解的证治。

本例虽然未经误治，但有太阳表证，兼素有中焦虚寒，又为寒凉所伤，导致腹痛、腹泻，方证相宜。患者素有汗后周身疼痛，需拔罐等方能缓解，考虑其脾胃虚寒，精微化生不足，加之汗后营阴不足。"发汗后，身疼痛，脉沉迟者，桂枝加芍药生姜各一两，人参三两新加汤主之"，故本案加白芍，且用量大于桂枝，而非桂枝人参汤单加桂枝辛温解表。桂枝汤重在调和营卫，不但辛温助阳解表（桂枝），还有酸甘敛阴合营（白芍）。同时有汗后周身疼痛，畏风，为卫外不固之嫌，故加玉屏风散，益气固表，数方组和而应之，方证相应，1剂症减，3剂症除，后根据方证相应，证属肾阳虚弱兼湿浊内阻，故投肾气丸加减以应对。

中风合并汗证案

赵某，男，76岁，就诊于唐山市丰润区中医医院。主因左侧肢体活动不遂2年，加重1天入院。

初诊（2014年6月10日）：左侧肢体活动不遂2年，加重1天。住院后病情逐渐平稳，查房时症见：左侧肢体不遂，但能行走及持物，活动后喘息乏力，平素头面部、前额自汗出，身体无汗，手足扪之发凉，口干，纳馨，大便略干，小便频，夜寐安，舌质暗红，苔薄白，脉细弱。

患者老年，男性，宗气亏虚，动则耗气，故活动后喘息乏力；久而及阳，阳气不达四末，故手足发凉；虚阳浮越，蒸发津液，故但头汗出，气随汗泄，卫气不足，无以固表而汗出不解；汗出而津伤，则口干，大便干；阳气不充，则脉细弱，血行不畅则舌暗。治以温阳活络，益气固表，敛阴生津。

处方：通脉四逆汤合参麦饮、玉屏风散加减。

附子 10g	干姜 20g	党参 15g
麦冬 15g	五味子 20g	山茱萸 30g
炙黄芪 30g	白术 15g	防风 10g
炙甘草 10g	生姜 10g	大枣 15g

5剂，日1剂，水煎取400mL，早晚分服。

二诊（2014年6月16日）：患者诸症减轻，乏力好转，手足发凉自觉较前减轻，纳可，便调，寐安，舌质暗红，苔薄白，脉细。

附子 10g	干姜 20g	党参 15g
麦冬 15g	五味子 20g	山茱萸 30g
炙黄芪 30g	白术 15g	防风 10g
炙甘草 10g	生姜 10g	大枣 15g

5剂，日1剂，水煎取400mL，早晚分服。

出院时肢体活动灵活，四末欠温，无其他不适主诉。

按：《伤寒论》中述及有关汗的条文，在太阳病篇最多，共有89条，阳明病篇36条，少阳病篇2条，太阴病篇1条，少阴病篇8条，厥阴病篇9条，由此可知，辨汗出一证，在伤寒六经传变中极为重要。

少阴为太阳之里，少阴病汗出，其病属里属虚，非阳气虚衰即阴虚火亢，但多无汗。"少阴病，下利清谷，里寒外热，手足厥逆，脉微欲绝，身反不恶寒，其人面色赤，或腹痛，或干呕，或咽痛，或利止脉不出者，通脉四逆汤主之"，本条论述少阴格阳的证治。手足逆冷、脉细弱为少阴寒化证典型脉证，阴不敛阳，虚阳上浮，蒸发津液，但见头面部汗出。此证较四逆汤证危重，如进一步发展则会阳气乃绝，阴阳离决。需大力回阳，急驱内寒，用四逆汤破阴回阳，通达内外。

参麦饮，益气生津养阴，用于气阴两亏之气短、自汗；玉屏风散，益气固表止汗，主治表虚自汗、腠理不固。两方合通脉四逆，在回阳救逆基础上，益气养阴、固表止汗。

中风案

庞某，男，50岁，就诊于唐山市丰润区中医医院。主因右侧肢体不遂，舌强语謇1个月就诊。

初诊（2012年8月19日）：右侧肢体不遂1个月。患者1个月前因劳累后出现右侧肢体活动不遂，于丰润区人民医院就诊，头颅CT检查提示"左侧基底节区脑梗死"，口服阿司匹林100mg，每日1次，并在家中输液治疗，具体药物不详，仍有右侧肢体活动不遂，手不能持物，足尚能行走，但步态不稳，言语謇涩。刻下症：右侧肢体活动不遂，手不能持物，足虽能触地，但步态不稳，气短乏力，纳可便调，少寐多梦，舌质暗红，舌体适中，舌苔薄白，脉弦无力。患者劳累后肝阳上亢，阳亢化风，挟痰阻于肢络及舌本，而发中风，病程1个月，痰瘀入经入络不去，而气血渐亏，故肢体不遂、舌强语謇，气短乏力；血虚心无所主，故少寐多梦；舌质暗红为有瘀之象；脉弦无力为气血不足之征。辨证为痰瘀阻络，气血亏虚。治以化痰活血，益气养血。

处方：补阳还五汤加减。

蜜黄芪30g	当归12g	地龙15g
白芍12g	党参15g	赤芍15g
红花10g	川芎15g	僵蚕15g

| 全蝎 3g | 桑枝 30g | 清半夏 10g |
| 陈皮 10g | 茯苓 20g | |

7剂，日1剂，水煎服，2次/日。

二诊（2012年8月27日）：右侧半身不遂好转，走路较前有力，但手指仍不能活动，气短减轻，活动后加重。舌质暗红，舌苔薄白，脉弦无力。效不更方，继服上方改黄芪为60g治疗。

处方：

蜜黄芪 60g	当归 12g	地龙 15g
白芍 12g	党参 15g	赤芍 15g
红花 10g	川芎 15g	僵蚕 15g
全蝎 3g	桑枝 30g	清半夏 10g
陈皮 10g	茯苓 20g	

14剂，日1剂，水煎服，2次/日。

按：患者以半身不遂为主症，故诊断为中风。中风病名最早见于《金匮要略·中风历节病脉证并治第五》："夫风之为病，当半身不遂……脉微而数，中风始然。"中风的发生与情志失调、饮食不节、劳倦内伤、年迈体虚等因素有关。张仲景认为本病为经脉痹阻，瘀塞不通，以致气血不能运行，筋脉失养所致。此患者有劳作诱因，引发虚阳上越，阳亢化风，饮食失调，痰浊内生，风挟痰阻于肢络舌本，故见肢体不遂及舌强语謇，病程1个月，痰瘀不去。治疗以化痰通络，补气养血为法。方用补阳还五汤加减，方中重用黄芪、党参培补中气，当归、白芍、赤芍、川芎、红花养血活血，清半夏、茯苓、陈皮化痰，全蝎、僵蚕、地龙搜剔通络，桑枝祛风湿，通利关节，能通十二经之经脉。复诊时，患者元气仍亏，故增黄芪用量，以补元气，扶正祛邪。

眩晕案

医案一：

关某，男，55岁，就诊于唐山市丰润区中医医院。主因头晕头沉3个月，近日加重就诊。

初诊（2015年3月5日）：头晕头沉发作3个月，近日加重。患者于3个月前无明显诱因始发头晕头沉，无视物旋转及耳鸣，无恶心呕吐，走路不稳，曾在我院做头颅 CT 及 MRI 检查，未见明显异常，诊断为后循环缺血，口服天麻钩藤饮加减治疗1周效果不佳，遂改为半夏白术天麻汤加减治疗，症状稍缓解。刻下症：头晕头沉，口干口苦，纳食尚可，夜寐欠安，大便时溏，黏滞难下，小便尚可，无视物旋转及耳鸣，无恶心呕吐等症状，舌暗红，苔白略厚，脉弦滑。患者少阳枢机不利，胆火内郁，甲木之火上逆清空，则头晕，灼津伤液则口干口苦，脾有虚寒，运化失职，则水湿糟粕并走于下而大便溏，且黏滞难下。舌暗红，苔白略厚，弦滑脉，为湿浊内伏之象。证属胆热脾虚之证，治以清胆利肝，温脾化湿。

处方：柴胡桂枝干姜汤加减。

柴胡 15g	牡蛎 25g _{（先煎）}	黄芩 10g
桂枝 12g	干姜 12g	天花粉 15g
清半夏 15g	生龙骨 25g _{（先煎）}	党参 12g

炙甘草 7g

7 剂，日 1 剂，水煎服，2 次 / 日。

二诊（2015 年 3 月 12 日）：服药后患者精神可，头晕头沉明显减轻，口干口苦除，纳食可，夜寐安，大便正常舌暗红，苔白略厚，脉弦。中药效不更方，本上方加石菖蒲 15g，炒白术 10g。

处方：

柴胡 15g	牡蛎 25g (先煎)	黄芩 10g
桂枝 12g	干姜 12g	天花粉 15g
清半夏 15g	生龙骨 25g (先煎)	党参 12g
石菖蒲 15g	炒白术 10g	炙甘草 7g

7 剂，日 1 剂，水煎服，2 次 / 日。

三诊（2015 年 3 月 20 日）：患者头晕头沉减轻，自述效果不如上方效果好，纳食可，夜寐安，大便正常舌暗红，苔白略厚，脉弦。仍服 3 月 5 日处方。

柴胡 15g	牡蛎 25g (先煎)	黄芩 10g
桂枝 12g	干姜 12g	天花粉 15g
清半夏 15g	生龙骨 25g (先煎)	党参 12g
炙甘草 7g		

按：对于眩晕，《内经》称之为"眩冒"，认为眩晕由肝所主，与髓海不足、血虚、邪中等多种因素有关，如《素问·至真要大论》云"诸风掉眩，皆属于肝"。汉代张仲景认为，痰饮是眩晕的重要因素之一。现代临床认为本病与肝阳上亢、痰浊中阻、肾虚、气血不足、血瘀等相关，故最初应用天麻钩藤饮、半夏白术天麻汤等治疗，效果不佳。后

读李翰卿《伤寒论 113 方临床使用经验》谈柴胡桂枝干姜汤证，本方为少阳胆热脾寒，必备大便溏、口干症状。《伤寒论》云："伤寒五六日，已发汗复下之，胸胁满微结，小便不利，渴而不呕，但头汗出，往来寒热，心烦者，此为未解也。柴胡桂枝干姜汤主之。"本方柴胡黄芩同用，能和解少阳之邪，花粉、牡蛎并用生津散结，桂枝、干姜、甘草合用温补中阳，诸药合用，可清利胆热，和解少阳，温补脾阳，化湿浊。前方应用效果不佳，在于辨证不准确，受教材及病种路径证候分类束缚，后在原方基础上加石菖蒲、白术疗效不如原方，推测为清阳不升，浊阴不降，补则壅滞，可见对经方理解不透，不能随意加减，否则效果不佳。

医案二：

郭某，女，70 岁，就诊于唐山市丰润区中医医院。主因头晕头沉 2 个月就诊。

初诊（2014 年 5 月 26 日）：头晕头沉 2 个月。患者 2 个月前因劳累后出现头晕头沉，时有视物旋转及耳鸣，伴恶心呕吐，呕吐物为胃内容物，自服养血清脑颗粒，不能缓解。刻下症：头晕头沉，时有视物旋转，恶心欲吐，耳鸣如蝉，气短乏力，少寐心烦多梦，纳谷不馨，时有嗳气，小便尚可，大便干燥难行，舌质暗淡，体胖大，边有齿痕，苔白腻，脉沉弦。查血压：115/80mmHg，心率 56 次 / 分，律齐。患者年已七旬，脾胃纳化失常，痰浊内生，上犯清空，头为之苦眩，耳为之苦鸣，痰湿中阻，胃失和降，则恶心呕吐，纳谷不馨，嗳气，脾失运化，精微不足，气血乏源则短气，心失濡养则少寐心烦多梦，津液不足，肠道失润则大便干燥难行，舌质淡，舌体胖大，边有齿痕，苔白腻，脉沉迟弦为脾虚痰湿之象。辨证为痰浊中阻。治以健脾化痰，升清降浊。

处方：半夏白术天麻汤加减。

白术 15g	天麻 18g	清半夏 15g
茯苓 20g	生牡蛎 25g（先煎）	白芍 15g
胆南星 10g	僵蚕 12g	枳实 15g
北柴胡 15g	熟大黄 10g	神曲 10g
葛根 30g	鸡内金 12g	

7剂，日1剂，水煎服，2次/日。

二诊（2014年6月2日）：头晕头沉已愈，气短减轻，纳谷转佳，心烦少寐未发作，大便已畅，腹软不胀，舌淡红，体胖大，苔薄白而润，脉弦。效不更方，继服上方，去鸡内金、神曲，加黄芪 15g，当归 12g，以益气养血。

处方：

白术 15g	天麻 18g	清半夏 15g
茯苓 20g	生牡蛎 25g（先煎）	白芍 15g
胆南星 10g	僵蚕 12g	枳实 15g
北柴胡 15g	熟大黄 10g	神曲 10g
葛根 30g	鸡内金 12g	当归 12g
炙黄芪 15g		

7剂，日1剂，水煎服，2次/日。

按：患者以头晕、头沉为主症，故诊断为眩晕。本病的发生与饮食失调，情志失节，劳倦内伤，年迈体虚等因素有关。张仲景认为痰饮是眩晕的重要致病因素，《金匮要略·痰饮咳嗽病脉证并治第十二》载"心下有痰饮，胸胁支满，目眩，苓桂术甘汤主之""心下有支饮，其人苦冒眩，泽泻汤主之"。朱丹溪在《丹溪心法·头眩》中强调"无痰不做眩"，提出痰水致眩学说，乃本虚标实之证。此患者即为脾胃虚弱，痰浊内生，阴邪上乘，清窍闭阻则头晕头沉、耳鸣，半夏白术天麻汤加减。方中天麻为治眩晕圣药，半夏、茯苓、胆南星、僵蚕化痰降逆，大黄、枳实通腑降浊，白术、神曲、内金实脾化湿，且方中柴胡、葛根升其清，清半夏、枳实、大黄降其浊，浊气得除，清阳得升，此法借鉴国医大师路志正教授调理脾胃法。复诊时，患者诸症大减，加黄芪、当归益气养血，培本固正。

医案三：

翟某，男，71岁，就诊于唐山市丰润区中医医院。主因头晕目眩1周就诊。

初诊（2014年8月25日）：头晕目眩1周。患者1周前出现头晕目眩，视物旋转，站立不稳，恶心欲吐，住院期间服用天麻钩藤饮加减治疗，效果不佳。刻下症：头晕目眩，视物旋转，站立不稳，恶心欲吐，右侧胸胁胀痛，夜寐欠安，口干口渴，纳食少，二便调，舌质红，苔黄，脉弦滑。患者情志不遂，肝气郁滞，郁而化热，上犯清窍，清空失养，则头晕目眩，脑失所养，脑转目牵，则视物旋转，站立不稳，横犯脾胃，胃失和降则恶心欲吐，纳食少，热扰心神，则夜寐欠安，热伤津液，津不上承，则口干渴，苔黄、脉弦滑，均为内热之象。辨证为肝胃不和，郁而化热，上犯清空，内扰于心。治以疏肝和胃，清热安神。

处方：小柴胡汤加减。

北柴胡 12g	黄芩 15g	姜半夏 12g
党参 15g	牡丹皮 12g	栀子 10g
夜交藤 12g	茯神 20g	炙甘草 10g
生姜 3 片	大枣 5 枚	

3 剂，日 1 剂，水煎服，2 次 / 日。

二诊（2014 年 8 月 28 日）：患者头晕目眩消失，无恶心欲吐，时有右胸胁胀满，口干，纳可寐安，二便调，舌红，苔薄白黄，脉弦。效不更方，继服上方治疗。

处方：

北柴胡 12g	黄芩 15g	姜半夏 12g
党参 15g	牡丹皮 12g	栀子 10g
夜交藤 12g	茯神 20g	炙甘草 10g
生姜 3 片	大枣 5 枚	

7 剂，日 1 剂，水煎服，2 次 / 日。

按：患者以头晕目眩为主症，故诊断为眩晕。眩晕的发生与饮食失调、情志失节、劳倦内伤、年迈体虚等因素有关，临床上常用天麻钩藤饮、镇肝息风汤、半夏白术天麻汤等治疗。《伤寒论》中有"伤寒五六日，中风，往来寒热，胸胁苦满，默默不欲饮食，心烦喜呕，或胸中烦而不呕，或渴……小柴胡汤主之""少阳之为病，口苦，咽干，目眩也""伤寒中风，有柴胡证，但见一证便是，不必悉俱"。患者头晕目眩，恶心欲吐，胸胁胀满，口干渴，证属少阳病小柴胡汤证。柴胡气质轻清，苦味最薄，能疏少阳之瘀滞；黄芩苦寒，气味较重，能清胸腹蕴热以除烦满。柴芩合用，能解少阳半表半里之邪，半夏、生姜调理胃气，降逆止呕，党参、炙甘草、大枣益气和中、扶正祛邪，寒温并用升降协调，调达上下、宣通内外、和畅气机。因有口干喜饮，舌红，苔黄等化热之象，故加牡丹皮、栀子清热；加夜交藤、茯神以安神，本证没有"呕不止，心下急，郁郁微烦者"之象，即热入阳明，化燥成实之变，故不选用大柴胡汤。

通过本病例，提示眩晕的诊治并非局限于目前书本诊疗方案的证候分型，重在"随证治之"。

头痛案

医案一：

线某，女，40岁，就诊于唐山市丰润区中医医院。主因头部胀痛2年，心下痞满月余就诊。

初诊（2014年6月19日）：头痛2年，心下痞满月余。患者2年前，情志不遂而后出现头痛，以胀痛为主，时重时轻，时作时止，曾就诊于丰润区人民医院，诊断为"血管性头痛"，服用正天丸、天麻丸等，效果不佳。1个月前因生气后出现心下痞满，纳谷不馨，时有嗳气。刻下症：头部胀痛，时轻时重，四肢末端不温，入冬为甚，心下痞满，纳谷不馨，时有嗳气，大便秘结，经色暗有块，舌质暗淡，舌苔薄白，脉沉弦。患者情志不遂，阴血内耗，虚阳独亢，上扰清空，发为头痛；肝气不疏，气机不畅，阳气内郁，不达四末，则四肢发凉；怒则伤肝，肝气郁滞，横犯胃腑，胃失受纳，则纳谷不馨；胃气上逆则嗳气，气机不畅，更兼津液不足，肠失濡润，则大便秘结；肝气郁滞，血行不畅，则行经有块，舌质暗淡，脉与证相符。辨证为肝胃不和，气滞肠燥。治以疏肝和胃，理气润肠。

处方：四逆散加减。

| 北柴胡 15g | 枳实 15g | 白芍 20g |
| 川芎 15g | 当归 15g | 厚朴 12g |

佛手 15g	槟榔 10g	防风 15g
苏梗 10g	神曲 10g	肉苁蓉 30g
炙甘草 7g		

5 剂，日 1 剂，水煎服，2 次 / 日。

二诊（2014 年 6 月 24 日）：头痛未再发作，心下痞满已除，大便软而通畅，无嗳气，四肢发凉好转，唯有纳谷不馨，舌脉同前。中药守原法基础上，合四君子汤，以疏肝健脾和胃为法，调方如下。

处方：

北柴胡 15g	枳实 15g	白芍 20g
党参 15g	炒白术 15g	茯苓 15g
炒山药 20g	肉苁蓉 25g	桔梗 12g
砂仁 10g	厚朴 12g	炒薏仁 30g
炙甘草 7g		

14 剂，日 1 剂，水煎服，2 次 / 日。

按：患者素有头痛，而以心下痞满为新病，《金匮要略·脏腑经络先后病脉证治第一》云"夫病痼疾加以卒病，当先治其卒病，后乃治其痼疾也"，故当先治心下痞满。患者受情绪影响，结合心下痞，纳谷不馨，时有嗳气，便秘，辨证为肝胃不和，气滞肠燥。《伤寒论》："少阴病，四逆，其人或咳，或悸，或小便不利，或腹中痛，或泄利下重者，四逆散主之。"《医宗金鉴》："故柴胡以疏肝之阳，臣芍药以泻肝之阴，佐甘草以缓肝之气，使枳实以破肝之逆。三物得柴胡能外走少阳之阳，内走厥阴之阴，则肝胆疏泄之性遂而厥可通也。"四逆散证病机为肝胃不和，症状虽与本病不全吻合，但有是证用是药，故用四逆散加减，加川芎、当归养血、活血、行血以助气行，佛手助柴胡疏肝理气，防风辛温疏散以助肝畅达，厚朴、苏梗、槟榔理气通腑，肉苁蓉补肾润肠通便，甘草调和诸药，气机调畅，则痞自消，血脉通行，而痼疾头痛自除。

医案二：

郑某，女，46岁，就诊于唐山市丰润区中医医院。以头痛3个月就诊。

初诊（2014年7月9日）：头痛3个月。患者3个月前因劳累后出现头痛，前额为主，胀痛，伴头昏头沉，时轻时重，曾在人民医院做头颅CT检查，提示"未见明显异常"。服用天麻丸，稍能缓解，而后如故。刻下症：头部胀痛，头昏头沉，时轻时重，纳食尚可，二便调，夜寐欠安，舌质红，苔黄腻，脉弦滑。患者缘于脾虚生湿，湿聚化痰，湿痰阻遏，郁而化热，引动肝风，风挟痰上扰清空，则头昏头沉，痰热扰心，则夜寐欠安，舌红，苔黄腻，脉弦滑，均为痰热内伏之象。辨证为风热痰浊，上犯清空。治以息风清热，化痰健脾，通络止痛。

处方：半夏白术天麻汤加减。

天麻15g	清半夏12g	炒白术15g
钩藤15g	茯苓15g	胆南星12g
枳实10g	龙骨30g（先煎）	牡蛎30g（先煎）
远志15g	白芍20g	白芷12g
酸枣仁15g	菊花10g	乌蛇15g
炙甘草10g		

5剂，日1剂，水煎服，2次／日。

二诊（2014年7月14日）：头胀痛减轻，头昏头沉，夜寐尚可，舌质红，苔薄白而润，脉弦。痰热渐去，去胆南星、菊花，加葛根15g治疗。

处方：

天麻 15g	清半夏 12g	白术 15g
钩藤 15g	茯苓 15g	葛根 15g
枳实 10g	龙骨 30g（先煎）	牡蛎 30g（先煎）
远志 15g	白芍 20g	白芷 12g
酸枣仁 15g	乌蛇 15g	炙甘草 10g

7剂，日1剂，水煎服，2次／日。

按：患者以头痛为主症，故诊断为头痛。头痛首载于《内经》，称之为"首风""脑风"，《伤寒论》中论及太阳、阳明、少阳、厥阴病头痛见症，《丹溪心法·头痛》提出引经药有"太阳川芎，阳明白芷，少阳柴胡，太阴细辛，厥阴吴茱萸"。本例证属风挟痰热上扰清空，故选半夏白术天麻汤加减治疗。本方系二陈汤加味，在原燥湿化痰基础上，加白术健脾燥湿，天麻、钩藤、龙骨、牡蛎平肝息风潜阳，远志、枣仁安神定志，加乌蛇，搜风通络，止痛，菊花清肝明目，白芷祛风止痛，并为前额即阳明引经药。复诊时，患者苔黄腻转为白腻，热象渐去，去胆南星、菊花，加葛根配半夏、枳实，达到升清降浊目的，清阳上升，浊阴自降，清窍得养，诸症自消。头痛患者无论夜寐安否，需加重镇安神之品，保证睡眠佳，精神状态好，头痛亦随之减轻，有助于头痛的康复，反之则加重。

医案三：

贾某，男，37岁，就诊于唐山市丰润区中医医院。以头痛10余年就诊。

初诊（2017年7月21日）：头痛10余年。患者于10年前始发头痛，时轻时重，时左时右，时前时后，胀痛为主，曾服知柏地黄丸、丹栀逍遥丸等多种药物治疗，效果不佳。刻下症：头部胀痛，前后不定，心烦易怒，少寐多梦，纳差，二便调，舌质红，苔薄黄，脉弦。患者头痛痼疾十载，阴血耗伤，虚阳独亢，阳亢化火，上扰清空，故头痛；内扰于心，心失濡养则心烦易怒；火热亢盛，阳不入阴则少寐而多梦，苔薄黄，脉弦，均为郁火内伏之象，辨证为郁火内伏。治以疏郁散火。

处方：川芎茶调散加减。

川芎 30g	荆芥 12g	防风 15g
天麻 15g	远志 15g	酸枣仁 30g
生龙骨 30g（先煎）	僵蚕 15g	蜈蚣 1条
白芷 12g	蔓荆子 12g	知母 12g
炙甘草 10g		

5剂，日1剂，水煎服，2次/日。

二诊（2017年7月31日）：头胀痛减轻，少寐多梦，舌质红，苔薄白，脉弦细。郁火渐去，头痛日久，多有情志抑郁，去荆芥加柴胡、黄芩、牡蛎治疗。

处方：

川芎 30g	防风 15g	天麻 15g
远志 15g	酸枣仁 30g	生龙骨 30g（先煎）

僵蚕 15g　　　　蜈蚣 1 条　　　　白芷 12g

蔓荆子 12g　　　北柴胡 15g　　　黄芩 12g

牡蛎 30g _(先煎)

7 剂，日 1 剂，水煎服，2 次 / 日。

按： 患者头痛痼疾十载，服用药物无数。观其头痛，胀痛为主，且有心烦易怒、少寐多梦、苔薄黄，为火热之象，此次就诊曾服知柏地黄丸、丹栀逍遥丸效果不佳。经云"火郁发之"，火郁证是火热郁结于内，气机升降受阻，出入不利所导致，"郁"是主要病理，治疗当以宣散发越，开通郁闭为关键，使郁开气达，火热泄越，故选川芎茶调散加减。川芎、天麻，为头痛常用药，"病久入络"故加僵蚕、蜈蚣虫类血肉有情之品搜剔通络止痛，远志、酸枣仁、龙骨养血重镇安神，知母清泻郁火，用荆芥、防风、白芷、蔓荆子风药疏散肌表，达邪外出，风药性轻清升散，善走清窍肌表，不失为一类很好的引经药，李东垣《兰室秘藏·头痛论》指出"凡头痛皆以风药治之"。凡治火郁之证，临床当顺其性而扬之，因势利导，但升之、散之不可过凉，以免冰伏其邪，热不得越而内陷。头痛日久，不仅要注意改善失眠，还要注意久病多郁，复诊加北柴胡、黄芩、牡蛎，取柴胡加龙骨牡蛎汤之意，解郁安神。

面颊痛案

刘某，女，61 岁，就诊于唐山市丰润区中医医院。主因右侧面部疼痛 1 个月就诊。

初诊（2015 年 2 月 5 日）：右侧面部疼痛 1 个月，近日加重。患者于 1 个月前无明显诱因，始发右侧面部疼痛，上颌为主，呈刀割样、撕裂样剧痛，多在咀嚼或受冷风刺激时出现，曾就诊于二十二冶医院，诊断为三叉神经痛，予卡马西平治疗，疼痛缓解，但周身出红色斑疹，瘙痒剧烈，腹痛呕吐，复诊考虑卡马西平过敏，停药后疼痛持续，遂来我院做头颅 CT 检查示"未见明显异常"，并未予以重视，延余诊治。刻下症：面部剧烈疼痛，呈刀割样、撕裂样剧烈疼痛，多在咀嚼或受冷风刺激后发作，口干，纳食不佳，少寐多梦，二便正常，舌质红，苔薄白，脉弦。患者寒邪外侵，寒性凝滞，瘀血痹阻面络，故疼痛剧烈，遇寒加重，胃失受纳，则食欲不佳；痛扰心神，则少寐多梦，舌质红，苔薄白，弦滑，为寒瘀内伏之象。

处方：

僵蚕 15g	全蝎 6g	白芍 18g
白附子 15g	细辛 6g	当归 12g
元胡 30g	莪术 15g	蜈蚣 1 条
神曲 10g	炙甘草 10g	

7 剂，日 1 剂，水煎服，2 次 / 日。

二诊（2015 年 2 月 13 日）：面痛明显减轻，偶有发作，纳食转佳，夜寐尚可，二便正常，舌红，苔薄白，脉弦。中药效不更方，守原法原方，求再效。

处方：

僵蚕 15g	全蝎 6g	白芍 18g
白附子 15g	细辛 6g	当归 12g
元胡 30g	莪术 15g	蜈蚣 1 条
神曲 10g	炙甘草 10g	

7 剂，日 1 剂，水煎服，2 次 / 日。

按：对于面颊痛，《内经》无准确描述，现代多分型为风寒型，好发于秋冬季节，风寒诱因而发，另有风热型、胃火上扰、瘀血阻络等。中医认为本病为气血不畅，三阳经脉受邪，"不通则痛，通则不痛"，即痛为气血凝滞不通，筋肉不荣所致。《灵枢·经脉》云："经脉者所以能决生死，处百病，调虚实，不可不通。"面颊痛，多由风、寒、热、湿、瘀、胃火等因素致经脉瘀滞，本例疼痛剧烈，呈刀割样、撕裂样，且受风冷刺激发作，与寒、瘀相关，阻于面络，不通则发剧痛。本方选全蝎、蜈蚣、僵蚕血肉有情之品搜剔通络止痛，白芍、当归、元胡、莪术活血化瘀止痛，白附子、细辛温经散寒、化痰止痛，炙甘草、神曲固护中土，以防峻药败胃，诸药合用，破血逐瘀，温经通络止痛，方证相宜，猛药攻顽症，效如桴鼓。

头面麻木案

陈某，男，50岁，就诊于丰润区中医医院。主因头面麻木1年入院。

初诊（2012年7月9日）：头面麻木1年。患者于1年前无明显诱因始发面部麻木，遂前往我院门诊就诊，头颅CT提示"腔隙性脑梗死"，即服拜阿司匹林100mg，每日1次，服用1周，症状无明显缓解，而后逐渐出现颈项强硬，心烦心悸，少寐多梦，自服速效救心丸，略有缓解。刻下症：面部麻木，颈项强硬，心烦心悸，少寐多梦，纳少，二便尚可，舌质淡红，体适中，苔薄白，脉细弱。查BP：115/80mmHg，心率65次/分，律齐。患者气血不足，面部经络失濡，气血运行无力，络脉痹阻不通，肌肤失于濡养，则发面部麻木；太阳枢机不利，督脉失养，颈项强硬；气血不足，心失濡养，心神失主，则见心烦心悸，少寐多梦；胃失受纳，则纳少；舌质淡红，脉细弱为气血不足之象。辨证为气血不足，督脉不利。治以益气养血，舒筋通络。

处方：黄芪桂枝五物汤加减。

桂枝 15g	白芍 15g	葛根 15g
生龙骨 30g	生牡蛎 30g	远志 15g
酸枣仁 20g	僵蚕 10g	当归 10g
炙黄芪 25g	地龙 15g	炙甘草 10g

防风 10g　　　　　生姜 2 片　　　　　大枣 5 枚

5 剂，日 1 剂，水煎服，2 次 / 日。

二诊（2011 年 7 月 15 日）：面部麻木明显好转，颈项强硬、心烦心悸减轻，纳食转佳，舌淡红，苔薄白而润，脉沉缓。效不更方，继服上方改白芍 25g 治疗。

处方：

桂枝 15g	白芍 25g	葛根 15g
生龙骨 30g	生牡蛎 30g	远志 15g
酸枣仁 20g	僵蚕 10g	当归 10g
炙黄芪 25g	地龙 15g	炙甘草 10g
防风 10g	生姜 2 片	大枣 5 枚

14 剂，日 1 剂，水煎服，2 次 / 日。

按： 患者以面部麻木为主症，故诊断为血痹。血痹的发生与气血不足，络脉失养有关。《金匮要略·血痹虚劳病脉证并治第六》载"夫尊荣人骨弱肌肤盛，重因疲劳汗出，卧不时动摇，加被微风，遂得之""血痹，脉阴阳俱弱，寸口关上微，尺中小紧，外症身体不仁，如风痹状，黄芪桂枝五物汤主之"。张仲景将血痹的病机归纳为"气血不足，感受外邪"，即气血不足，复感外邪，气血痹阻，发为血痹。此患者即为气血不足，邪客督脉，经络气血运行不畅，面部脉络痹阻不通，督脉枢机不利而发面部麻木，颈项强硬；气血不足，心神失养，则心烦心悸，少寐多梦；胃失受纳，则食少；舌质淡红、脉细弱均为气血不足之象。治疗以益气养血、舒筋通络为主。治以黄芪桂枝五物汤加减益气温经，和血通络，加葛根，含桂枝加葛根汤之意，可发表解肌，升津舒筋。共奏益气舒筋，和血通络之效。配合龙骨、牡蛎、远志、枣仁安神定志；佐当归养血，防风祛风以逐邪。复诊时，即以见效，加白芍养阴血以和络，谋再效。

痿证案

何某，男，61 岁，就诊于唐山市丰润区中医医院。主因四肢无力 3 年就诊。

初诊（2012 年 7 月 24 日）：四肢无力 3 年，加重半年。患者自 3 年前，无明显诱因始发四肢无力，曾在市工人医院就诊，做颈、腰椎 MR 检查提示"椎间盘突出与膨出"，口服维生素类药物，效果不明显。半年前，无明显诱因，四肢无力加重，行走困难，步态蹒跚，右手大鱼际肌肉明显萎缩，手指不能伸直，在多家医院诊治，具体药物不详，效果不佳。为进一步治疗，来我院就诊。刻下症：四肢无力，行走困难，腰膝酸冷，右手大鱼际明显萎缩，手指能屈曲，不能伸直，纳少泄泻，夜寐安，二便调，舌质淡红，苔薄白，脉细弱。患者年逾六旬，脾胃虚弱，气血生化乏源，精微不足，四肢失于濡养，故肢体无力，行走困难，肾主腰膝，阳气不温，则腰膝酸冷，脾主肌肉，脾胃不足，肌失于养，则萎缩。胃虚失于受纳则纳呆，脾失健运，则见腹泻。舌淡红，苔薄白，脉细弱，均为气血不足之象。辨证为脾肾虚弱，气血不足。治疗以温补脾肾，益气养血为法。

处方：附子理中汤和八珍汤加减。

附子 9g	干姜 10g	党参 20g
蜜黄芪 20g	炒白术 15g	茯苓 30g

枳壳 10g	当归 10g	杜仲 15g
桑寄生 20g	白芍 10g	炙甘草 7g

7剂，日1剂，水煎服，2次/日。

二诊（2012年8月3日）：四肢乏力缓解，手指活动较前灵活，行走较前有力，纳谷不香，腰膝酸冷略有好转，二便调，苔薄白，脉细无力。原方加鸡血藤30g，焦三仙各10g。

附子 9g	干姜 10g	党参 20g
炙黄芪 20g	炒白术 15g	茯苓 30g
炒枳壳 10g	当归 10g	杜仲 15g
桑寄生 20g	白芍 10g	鸡血藤 30g
焦三仙各 10g	炙甘草 7g	

7剂，日1剂，水煎服，2次/日。

三诊（2012年8月11日）诸症好转，拇指活动比较灵活，大鱼际较前充盈，纳谷转馨，腰膝酸冷除，二便调，舌红，苔薄白，脉细。中药仍健脾和胃，益气养血为法。

处方：

党参 20g	蜜黄芪 20g	炒白术 15g
茯苓 30g	枳壳 10g	当归 10g
炒山药 20g	白扁豆 15g	砂仁 6g
桑寄生 20g	白芍 10g	鸡血藤 30g
焦三仙各 10g	炙甘草 7g	

7剂，日1剂，水煎服，2次/日。

按：痿证形成病因复杂，《素问·痿论》曰："五藏因肺热叶焦，发为痿躄""论言治痿者，独取阳明何也？"对于痿证的治疗，提出了"治痿独取阳明"的论点。阳明即足阳明胃经，是强调脾胃在治疗痿证中的作用，故《素问·痿论》曰："阳明者，五藏六府之海，主润宗筋，宗筋主束骨而利机关也。"气血亏虚，肌肉筋脉失养，而发本证。本案因脾肾虚弱气血不足所致，温肾健脾，益气养血为遣方的通用之法，附子理中汤合八珍汤即体现了此法。《景岳全书·痿论》："元气败伤则精虚不能灌溉，血虚不能营养者，亦不少矣……审虚实之缓急，以施治疗。"附子理中汤温补脾肾，八珍汤益气养血，因患者纳少，故去熟地以防滋腻碍胃，加黄芪以增强补中气之力，加杜仲、桑寄生温补肾强筋骨，后加鸡血藤活血养血通络，焦三仙和胃健胃，枳壳理气通滞，补而不滞，全方配伍严谨，效如桴鼓。

狂证案

朱某，男，65 岁，就诊于唐山市丰润区中医医院，主因口角㖞斜 3 天就诊。

初诊（2014 年 6 月 12 日）：患者以口角㖞斜收入住院，

入院诊断考虑面神经麻痹，给予营养神经、改善循环药物治疗。住院后突然出现狂躁，遂请会诊。

刻下症：口苦，脾气暴躁，少寐多梦，入寐犹难，大便 6 日未行，小便尚可，纳谷不馨，心烦，入夜为甚，于每日 22 时左右，情绪更差，恼怒狂躁，甚至出现杀人之念，自打嘴巴，唇色紫暗，舌质暗红，苔白，脉弦涩。体检发现左侧口角流涎，口角向右侧㖞斜，左侧额纹变浅。患者热邪入下焦，与血相结，故出现狂躁，血属阴分，故入夜而发，唇色紫暗，舌质暗红，脉弦涩均为血瘀之象。辨证为太阳蓄血证，治以活血通腑，潜摄相火，镇心安神。

处方：桃核承气汤加减。

桃仁 15g	大黄 15g	芒硝 10g（烊化）
柴胡 15g	黄芩 10g	龙骨 30g（先煎）
牡蛎 30g（先煎）	珍珠母 30g（先煎）	酸枣仁 30g
炙远志 15g	神曲 15g	炙甘草 10g

3 剂，水煎 400mL，分 2 次，早晚分服。

服上方 3 剂后，情绪转佳，无其他不适，既而转治面神经麻痹。

按：狂证病名出自《素问·至真要大论》之"诸躁狂越，皆属于火"，于《素问·脉解》中"阳尽在上，而阴气从下，下虚上实，故狂巅疾也"，指出火邪扰心和阴阳失调是狂证的病因。太阳蓄血证首见于《伤寒论》"太阳病，热结膀胱，其人如狂，血自下，下者愈，其外不解者，尚未可攻，当先解其外。外解已，但少腹急结者，乃可攻之，宜桃核承气汤"。

本证显著特点，其一，情绪过分激动，有自残和想杀人动机，故"如狂"；其二，虽无便血、溺血，亦无"少腹急结"，但有大便数日不行，唇色偏暗，舌质暗红，脉弦涩，皆提示内有瘀血之象，而桃核承气汤证为热与血结于下焦，热邪为主，瘀血为次，且以方测证，本方有调胃承气汤，必有阳明腑实，据此方证相应；其三，患者入夜加重，亥时为甚，亦符合血瘀证特点；其四，口苦、脾气暴躁、纳谷不馨、少寐多梦证属胆热脾虚，相火偏盛，上扰心神亦见烦乱。如"伤寒八九日，下之，胸满烦惊，小便不利，谵语必惊狂，一身尽重，难以转侧，柴胡加龙骨牡蛎汤主之"。两方合而加减，桃仁活血化瘀，为主药；大黄苦寒清泻热邪，祛瘀生新；芒硝咸寒，软坚散结；小柴胡汤和解少阳，龙骨、牡蛎、珍珠母重镇安神，酸枣仁、远志养血安神，用神曲防"介类"伤胃，甘草调和诸药，诸药相合，寒温同用，攻补兼施，安内解外，俱有活血祛化瘀、通腑清胆、宁心安神之功，药证相符，3剂而愈。

痫证案

李某，女，41岁，就诊于唐山市丰润区中医医院。主因发作性仆倒、不省人事2天就诊。

初诊（2014年7月9日）：发作性仆倒、不省人事2天。患者2天前干活中，无明显诱因突发仆倒，不省人事，两目发直，数分钟后缓解。1天前做饭时，上述症状再发。刻下症：头昏头沉，胸闷痛，气短，夜寐可，纳佳，二便调，舌质暗淡，体胖大，边有齿痕，苔白腻，脉弦滑。患者痰浊内阻，"阳气者，烦劳则张"，虚阳上亢，阳亢化风，挟痰闭阻清窍，故突发仆倒，不省人事，两目发直，清空失养，头沉头昏。痰浊痹阻胸中，胸阳不振，寒湿之阴邪上乘，温运血行无力，心脉痹阻不通，则胸闷痛；舌质暗淡，舌体胖大，边有齿痕，苔白腻，脉弦滑为痰瘀内阻之象。辨证为风痰内动，闭阻清窍。治以涤痰息风，开窍定痫。

处方：定痫汤加减。

石菖蒲15g	郁金10g	清半夏12g
茯苓15g	陈皮10g	胆南星15g
天麻20g	僵蚕15g	蜈蚣2条
龙骨30g（先煎）	钩藤20g（后下）	白芍15g
炙甘草10g	丹参30g	

7剂，日1剂，水煎服，2次/日。

二诊（2011年5月14日）：仆倒、不省人事未发作，时有胸闷痛，头昏头沉减轻，夜寐安，食纳可，二便调，舌淡红，体胖大，苔薄白而润，脉沉弦。效不更方，继服上方治疗。

处方：

石菖蒲 15g	郁金 10g	清半夏 12g
茯苓 15g	陈皮 10g	胆南星 15g
天麻 20g	僵蚕 15g	蜈蚣 2条
龙骨 30g (先煎)	钩藤 20g (后下)	白芍 15g
炙甘草 10g	丹参 30g	

14剂，日1剂，水煎服，2次/日。

两月后随访，患者未再发作。

按： 痫病见于《素问·奇病论》曰："人生而有病癫疾者……病名为胎病，此得之在母腹中时，其母有所大惊，气上而不下，精气并居，故令子发为癫疾也。"痫证多与七情失调，先天不足，脑部外伤等相关。病理因素总以痰为主，每由风、火触动，痰瘀内阻，蒙蔽清窍而发病。脑神机失用为本，风、火、痰、瘀致病为标，痰浊内阻，脏气不平，阴阳偏胜，神机受累，元神失控是病机所在。定痫汤能豁痰开窍，息风定惊，方中天麻、蜈蚣、僵蚕、钩藤、白芍平肝息风止痉，石菖蒲、清半夏、胆南星、陈皮涤痰开窍而降浊，龙骨潜镇安神，茯苓健脾益气化湿，丹参、郁金活血化瘀，甘草调和诸药。共凑豁痰开窍、息风定惊之效。

血痹案

张某，男，54 岁，就诊于唐山市丰润区中医医院。主因四肢麻木伴时有刺痛 2 年就诊。

初诊（2014 年 6 月 9 日）：四肢麻木伴时有刺痛 2 年。患者于 2 年前因劳累后出现左手麻木，渐及右手和双足，时有刺痛，曾就诊于丰润区人民医院，经血液检查血糖偏高，疑为糖尿病合并周围神经病变，给予维生素 B_1、维生素 B_{12} 对症治疗，效果无明显好转。刻下症：四肢麻木，时有刺痛，得温则缓，遇冷加重，夜寐尚可，纳谷不馨，二便可，舌质暗淡，体胖大，边有齿痕，舌苔薄白，脉沉迟弦。查 BP：115/80mmHg，心率 55 次 / 分，律齐。患者阳气不振，四末失于温养，阴血涩滞，故四肢麻木，时有刺痛；胃虚受纳无权，纳谷不馨，舌质暗淡，为阳虚有瘀之象；舌体胖大，边有齿痕，舌苔薄白，脉沉迟弦为阳虚寒凝之征，辨证为寒凝血痹。治以温阳散寒，通络行痹。

处方：麻黄附子细辛汤合黄芪桂枝五物汤加减。

生麻黄 10g	附子 12g（先煎）	细辛 6g
蜜黄芪 30g	桂枝 15g	白芍 15g
僵蚕 10g	蜈蚣 1 条	防风 15g
生姜 20g	大枣 10g	

7 剂，日 1 剂，水煎服，2 次 / 日。

二诊（2014 年 6 月 17 日）：四肢麻木减轻，刺痛未作，纳谷尚可，夜寐安，二便调，舌淡红，舌体胖大，苔薄白而润，脉沉迟。效不更方，继服上方改附子 15g 治疗。

处方：

生麻黄 10g	附子 15g（先煎）	细辛 6g
蜜黄芪 30g	桂枝 15g	白芍 15g
僵蚕 10g	蜈蚣 1 条	防风 15g
生姜 20g	大枣 10g	

7 剂，日 1 剂，水煎服，2 次／日。

按： 患者以四肢麻木、时有刺痛为主症，故诊断为血痹。《金匮要略·血痹虚劳病脉证并治第六》指出"血痹阴阳俱微，寸口关上微，尺中小紧，外证身体不仁，如风痹状，黄芪桂枝五物汤主之"，为阳气不足，阴血凝滞所致，表现为以局部肌肉麻木为特征，受邪较重者可有疼痛感，故云"如风痹状"。张仲景将血痹的病机归纳为"阴阳俱微"，即营卫气血不足，治疗以温阳行痹为主，《灵枢·邪气藏府病形》所云"阴阳形气俱不足，勿取以针，而调以甘药"之意，予黄芪桂枝五物汤，其中黄芪甘温益气，生姜助桂枝通阳行痹，芍药和营理血，生姜大枣调和营卫，五药相合，温补通调并用，共奏益气通阳，和营行痹之功。唯感其温阳不足，佐以麻黄细辛附子汤以温经散寒，生麻黄发汗解表，病在四末，痛在肌表，而麻黄走表，引药至病所；附子温经扶阳，细辛辛温雄烈，通达内外，外助麻黄走表除痹，内合附子温阳，三药合用，温经散寒，通络止痛，两方合用益气和营通络，温阳散寒止痛。

夜惊案

鞠某，男，7 岁，就诊于唐山市丰润区中医医院，主因夜间吵闹 3 天就诊。

初诊（2014 年 1 月 11 日）：患儿 3 天前，无明显诱因出现夜间吵闹，于每晚 22 时左右，患儿从睡眠中突然坐起来大声哭闹，家人问话不能回答，时有糊言乱语，两眼发直，持续约 1 小时，吵闹逐渐减轻，倒床自睡，第二天自行起床，无行为异常，问前一天晚上为何哭闹，全然不知。刻下症：入睡后突发坐起来大哭，糊言乱语，两目发直，而后倒床便睡，口干，纳食尚可，二便正常，舌质偏红，苔白略厚，脉弦。患儿年少，相火旺盛，挟痰浊内扰神明，魂不守舍，故睡后哭闹，胡言乱语，舌质偏红，符合相火之征，苔白略厚为内伏痰浊之象。中医诊断：夜惊（相火扰心、痰蒙清窍），治以潜镇安神、化痰开窍。

处方：

桂枝 7g	白芍 7g	龙骨 15g （先煎）
牡蛎 15g （先煎）	清半夏 9g	石菖蒲 10g
郁金 6g	远志 7g	炙甘草 5g

5 剂，水煎服，日 1 剂。

随访，2 剂症状减轻，3 剂后未在发作。

二诊（2014 年 6 月 10 日）：患儿近日来夜间刚入睡后

不久，即从睡眠中突然坐起吵闹，时有哭泣，症状同前相似，但程度轻，舌红，苔白略厚，脉弦。

桂枝 9g	白芍 9g	龙骨 20g (先煎)
牡蛎 15g (先煎)	清半夏 9g	石菖蒲 10g
郁金 6g	远志 7g	炙甘草 5g
生姜 5g		

5剂，水煎服，日1剂。

半年后随访未再发作。

按：本例患儿，白天正常，唯夜间22点出现哭闹，糊言乱语，两眼发直，神志昏蒙，此刻为亥时，三焦经当令，三焦内藏相火，如《内经》所云"君火以明，相火以位"，《圆运动的古中医学》认为"君火飞则心动而神悸，相火飘则胆破而魂惊"。本来相火偏盛，亥时三焦当令，气血充盛，相火更旺，挟痰上扰心神、蒙蔽清窍，故发本病。为什么说是相火离位？一者时辰配脏腑推测，二者口干、舌质红，灼津伤液所致；又何以为有痰？一者"痰生怪病"，二者舌苔白厚，相火炼液为痰也。

《金匮要略》云："夫失精家，少腹弦急，阴头寒，目眩，发落，脉极虚芤迟，为清谷，亡血，失精。脉得诸芤动微紧，男子失精，女子梦交，桂枝加龙骨牡蛎汤主之。"论述虚劳失精的证治，本方具有调和阴阳、潜镇摄纳之功效。以方测证，本方可用于遗精、遗尿、自汗、盗汗、惊悸、怔忡等多种疾病。以方测证，方中桂枝、白芍，调和阴阳而守中，有收敛固涩之龙骨、牡蛎，当可涩精缩尿，治疗遗精、遗尿，其又可重镇安神，可疗惊悸、怔忡；清半夏、石菖蒲、远志化痰开窍，郁金活血行气、解郁清心，诸药合用，潜镇安神，化痰开窍，尽管条文没有述及相关症状，以方测证当可，有是证用是方，所以同样可以取得好的疗效。

郁证案

刘某，女，59岁，就诊于唐山市丰润区中医医院。主因少寐心烦2个月就诊。

初诊（2014年5月9日）：少寐心烦2个月。患者2个月前因家务琐事，心情不悦，而后出现少寐心烦，善太息，情志不畅，曾就诊于当地医院，服用参麦饮等药物，效果不佳。刻下症：少寐心烦，心情抑郁，善太息，气短乏力，食少，时有腹胀，嗳气，大便溏，舌质红赤，体胖大，边有齿痕，苔白腻，脉沉弦。患者因家务琐事，情志不畅，肝气郁滞，则心情抑郁；气短乏力，肝气犯胃，胃失受纳，则少食；肝失条达，气滞则腹胀，肝气上逆则嗳气；脾失运化，水湿内停，且肝旺横犯脾胃，脾失健运则便溏；气郁化热，热扰心神，则心烦少寐；舌质红为有热之象，舌体胖大，边有齿痕，苔白腻，脉沉弦为湿浊内阻之候。辨证为胆热扰心，脾虚湿停。治以清利肝胆，重镇安神，健脾化湿。

处方：柴胡加龙骨牡蛎汤加减。

北柴胡 15g	黄芩 15g	党参 15g
生龙骨 30g (先煎)	生牡蛎 30g (先煎)	白芍 15g
当归 12g	酸枣仁 20g	郁金 10g
炒白术 10g	远志 15g	葛根 20g
防风 15g	炒薏苡仁 30g	枳壳 15g

炙甘草 10g

5 剂，日 1 剂，水煎服，2 次 / 日。

二诊（2014 年 5 月 14 日）：夜寐较前转佳，心情时好时差，时有叹息，食纳尚可，大便软，舌红，苔薄白，脉沉弦。中药效不更方，继服上方治疗。

处方：

北柴胡 15g	黄芩 15g	党参 15g
生龙骨 30g（先煎）	生牡蛎 30g（先煎）	白芍 15g
当归 12g	酸枣仁 20g	郁金 10g
炒白术 10g	远志 15g	葛根 20g
防风 15g	炒薏苡仁 30g	枳壳 15g

炙甘草 10g

7 剂，日 1 剂，水煎服，2 次 / 日。

按：患者少寐心烦为主症，因有明显的情志刺激史，心情抑郁故诊断为郁证。《内经》无郁证病名，但关于五气之郁有"木郁达之，火郁发之，土郁夺之，金郁泄之，水郁折之"论述。柴胡加龙骨牡蛎汤，出自《伤寒论》"伤寒八九日，下之，胸满烦惊，小便不利，谵语，一身尽重，不可转侧者"。原为误下，病入少阳，邪气弥漫，烦惊谵语所设，临床广泛应用于抑郁症及相关精神类疾病，这类疾病中医认为多与情志相关，肝主情志，即发病与肝关系密切，而肝胆相表里，所以调理肝胆有较好临床疗效。方中柴胡配黄芩和解枢机，疏肝利胆兼清其热，加龙骨、牡蛎潜镇安神，佐远志、酸枣仁、当归、白芍补血养心安神，党参、白术配薏苡仁、枳壳益气健脾、理气化湿，葛根升清，防风为风药，为

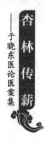

"风药之润剂"，味辛性微温，温而不燥，风能胜湿，用于脾虚湿盛，清阳不升，配合白术、白芍用于土虚木乘，肝郁侮脾之便溏，炙甘草培补中土，兼调和诸药，共奏事半功倍之效。

190

厥证案

贾某，男，65岁，就诊于唐山市丰润区中医医院。主因双下肢冷痛6个月就诊。

初诊（2012年11月9日）：双下肢冷痛6个月，患者6个月前因着凉后出现双下肢冷痛，劳累后双下肢麻木，曾在区人民医院就诊，诊断为"周围神经炎"，口服维生素 B_1 10mg、维生素 B_{12} 0.05mg，每日3次，疗效不佳。刻下症：双下肢冷痛，劳累后麻木，口干欲饮，纳可，大便干燥，夜寐尚可，舌质紫暗红，舌苔黄厚，脉弦紧。查BP：120/80mmHg，心率65次/分，律齐。患者年逾六旬，阳气不足，着凉后，寒邪内侵，血行不畅，下肢肌肤失于温养，故下肢冷痛；劳则耗气，气血失荣，故双下肢麻木；脾虚，津液不布，则口干渴；运化不利，水湿内停，郁而化热，灼津耗液，则大便干燥；舌质暗红、脉弦紧为阳虚血行不畅之征，苔黄厚，为湿热内聚之象。辨证为阳气不振，脉络痹阻。治以温阳益气，活血通络，佐清湿热。

处方：麻黄细辛附子汤加减。

生麻黄 15g	附子 10g	细辛 5g
炙黄芪 15g	当归 10g	地龙 15g
僵蚕 15g	乌蛇 12g	枳实 10g
威灵仙 15g	黄芩 10g	炒薏苡仁 30g

牛膝 20g

5 剂，日 1 剂，水煎服，2 次／日。

二诊（2012 年 11 月 14 日）：双下肢冷痛好转，仍有麻木，纳可，舌苔白厚，脉弦紧，上方去威灵仙、黄芩，加杜仲 15g，改附子 15g 治疗。

处方：

生麻黄 15g	附子 15g	细辛 5g
炙黄芪 15g	当归 10g	地龙 15g
僵蚕 15g	乌蛇 12g	枳实 10g
炒薏苡仁 30g	牛膝 20g	杜仲 15g

10 剂，日 1 剂，水煎服，2 次／日。

按：《内经》论厥证甚多，有以暴死为厥，有以四末逆冷为厥，有以气血逆乱病机为厥。概括起来分为两类，一种是突然昏倒，不省人事；另一种是四肢逆冷。《伤寒论》云："少阴病，始得之，反发热，脉沉者，麻黄细辛附子汤主之。"论述少阴寒化兼表的证治，本证患者以双下肢冷痛为主症，故诊断为厥证（阳虚络阻），治疗以温通为主，兼以活血行气。麻黄细辛附子汤加减，方中麻黄发汗解表，附子温经扶阳，细辛辛温雄烈，通达内外，三药共奏温经解表之效，加黄芪、当归益气活血，加地龙、乌蛇、僵蚕血肉有情之品搜剔通络止痛，威灵仙通络止痛，怀牛膝补肝肾、壮腰膝引药下行，黄芩、薏苡仁祛湿热。复诊时，患者湿热已去，故去黄芩；寒邪滞留，故杜仲易威灵仙，加附子用量，以辛温通阳。

颤证案

李某，男，64 岁，就诊于丰润区中医医院。主因四肢及头部不自主震颤 3 个月，近日加重就诊。

初诊（2014 年 1 月 27 日）：四肢及头部不自主颤动 3 个月，近日期加重。患者于 3 个月前，无明显诱因始发四肢及头部不自主震颤，家人发现提醒后能够阻止，后逐渐加重，不能自控，曾于唐山某医院拍头颅 CT 片未见异常，怀疑帕金森病，口服美多巴等对症治疗，症状稍缓解。近日劳累后，四肢及头部震颤明显加重，口服美多巴加量至 2 片，每天 3 次，症状不能缓解，故来我院就诊。刻下症：四肢及头部不自主震颤，静止时加重，活动后减轻，头晕头沉，耳鸣如蝉，腰膝酸软，纳食较佳，夜寐欠安，二便尚可，舌尖红赤，苔白略厚，脉弦细。患者老年男性，形体偏瘦，加之烦劳，阴血耗伤，虚风内生，故出现四肢及头部震颤；阴精亏于下，清窍失濡，则头晕头沉，耳鸣如蝉；腰为肾之府，肾虚腰失所主，则见腰膝酸软；阴血不足，痰浊内阻，心失所主，夜寐欠安，舌尖红赤，舌苔白略厚，脉弦细均为肝肾不足、虚风内动兼有痰浊内伏之象。

处方：

熟地黄 15g	山茱萸 30g	麦冬 15g
五味子 10g	石菖蒲 20g	远志 15g

茯苓 15g	巴戟天 12g	蜜黄芪 20g
天麻 20g	白芍 30g	生牡蛎 30g _(先煎)
清半夏 12g	黄连 9g	

7 剂，日 1 剂，水煎服，2 次 / 日。

二诊（2014 年 2 月 25 日）：服药后患者精神可，四肢及头部不自主震颤减轻，头晕头沉、耳鸣及腰膝酸软明显好转，纳食可，夜寐安，二便调，舌红，苔薄白，脉弦细。痰热渐去继守服上方去清半夏、黄连，加山药、白术培补中土。

处方：

熟地黄 15g	山茱萸 30g	麦冬 15g
五味子 10g	石菖蒲 20g	远志 15g
茯苓 15g	巴戟天 12g	蜜黄芪 20g
天麻 20g	白芍 30g	生牡蛎 30g _(先煎)
炒山药 15g	炒白术 15g	

14 剂，日 1 剂，水煎服，2 次 / 日。

按： 对于颤证的病因，《素问·至真要大论》最早提出"诸风掉眩，皆属于肝"，本病以肢体动摇为主要临床表现，震颤属于风象，与肝肾有关。《证治准绳·颤证》中提出"此病壮年鲜有，中年以后乃有之，老年尤多。夫老年阴血不足，少水不能制火，极为难治"的观点，是对《内经》颤证理论地补充。本病基本病机为肝风内动、筋脉失养，病理性质属于本虚标实，标实多为痰邪闭阻气机，使肌肉筋脉失养而病颤。本方熟地、山茱萸、麦冬、五味子补肝肾，黄芪、茯苓健脾固中，巴戟天补肾阳，取其"阳中求阴"之意，白芍、天麻、煅牡蛎敛阴潜阳息风，菖蒲、远志、清半夏化痰安神，舌尖红赤，虚火之象，少佐黄连以泻之。二诊，舌尖红赤已退，苔由白略厚变薄白，说明热渐去，痰湿渐化，故去黄连、半夏，加山药、白术培补中土。全方用药，息风止颤、补肝益肾、化痰清热俱备，配伍周密妥当。药证相符，疗效显著。

发热案

张某，男，65岁，就诊于唐山市丰润区中医医院。主因发热7天就诊。

196

初诊（2014年8月20日）：发热7天。患者7天前，着凉后出现发热，服用感冒药后，时有汗出，体温有所下降，而后如故，于个体诊所静脉注射抗生素，效果不佳，此后体温最高达39℃，下午为甚。刻下症：发热，时有微恶寒，口干渴，喜冷饮，胸胁胀满，纳谷不馨，二便调，夜寐安，舌质红，苔白略黄，脉数。查BP：115/80mmHg，心率105次/分钟，律齐。患者外邪袭表，邪正相争则发热，卫阳郁遏，肌表失温则恶寒；邪内传少阳，则胸胁胀满不适；邪热传阳明，则见口渴喜冷饮，舌红，苔微黄，脉数。本案三阳证见，治从和解少阳为主，恶寒轻，偶尔有之，太阳证渐去，而发热重，口干渴、喜冷饮，即阳明证重，故虽然三阳并见，阳明重于太阳。辨证为太阳、阳明、少阳三阳并病。治以和解少阳，佐以清热解表。

处方：小柴胡汤加减。

北柴胡 30g	黄芩 15g	天花粉 20g
石膏 30g（先煎）	桂枝 9g	牡蛎 30g（先煎）
炙甘草 10g	生姜 3 片	大枣 10g

3剂，日1剂，水煎服，2次/日。

二诊（2014年8月24日）：发热明显减轻，最高体温36.5℃，恶寒除，胸胁胀满减轻，口干减轻，纳可，便调，寐安，苔薄白而润，脉弦。恶寒去，热势除，上方去桂枝、石膏加白芍15g治疗。

处方：

北柴胡 30g	黄芩 15g	天花粉 20g
牡蛎 30g（先煎）	白芍 15g	炙甘草 10g
生姜 3 片	大枣 10g	

7剂，日1剂，水煎服，2次/日。

按：患者以发热为主症，伴微恶寒，属太阳表证；胸胁胀满，口干属少阳证；渴而欲冷饮，属阳明证，故为太阳、阳明、少阳三阳并病。如《伤寒论》云："伤寒四五日，身热，恶风，头项强，胁下满，手足温而渴者，小柴胡汤主之。"足太阳之脉循头下项行身之后，足阳明之脉下颈而行人身之前，足少阳之脉从耳后下颈行人之身之侧。三阳证见，邪气由表入里，表邪已微，里热未盛，邪郁少阳，汗吐下大法皆非所宜，故治从少阳，法宜和解为主，当以小柴胡汤加减，使枢机运转，上下宣通，内外畅达，则三阳之邪，均可得解。虽太阳未罢，汗之则为禁忌，补之亦不宜，故去人参，加桂枝辛温解表；热入阳明，而热势偏重，故加石膏清泻阳明邪热；胁下胀满，当加牡蛎；口渴喜冷饮，津液已伤故去辛燥之半夏，加天花粉养液生津止渴，方证相宜，诸症自消。再诊，表证已去，热势已除，故去桂枝、石膏，热伤阴津，加白芍和营以养阴。

应用小柴胡汤时，应根据表里轻重，详细分析，适当加减，灵活运用。

痹证案

李某，男，50岁，就诊于唐山市丰润区中医医院。主因腰及左下肢疼痛2个月就诊。

初诊（2014年5月9日）：腰及左下肢疼痛2个月。患者2个月前因着凉后出现腰及左下肢疼痛，伴左下肢沉重麻木，关节屈伸不利，行走困难。曾就诊于丰润区人民医院，给予布洛芬口服，症状有所缓解，而后反复如初，尤以夜间为甚。刻下症：腰及左下肢疼痛，伴沉重麻木，关节屈伸不利，行走困难，纳食尚可，少寐多梦，二便调，舌质红，苔薄白，脉弦紧。患者为风寒湿邪痹阻腰及肢体，脉络不通，故发疼痛；经络失荣，筋骨失濡，故发沉重麻木，屈伸不利；年已五旬，气血渐亏，心失濡养，则少寐心烦多梦，脉弦紧为寒湿痹阻之象。辨证为风寒湿痹阻。治以祛风除湿，散寒止痛。

处方：蠲痹汤加减。

独活15g	羌活13g	附子9g（先煎）
秦艽15g	桑枝15g	海风藤15g
当归15g	川芎12g	乳香10g
木香10g	炙甘草7g	

5剂，日1剂，水煎服，2次/日。

二诊（2014年5月14日）：腰及左下肢疼痛缓解，仍麻木沉重，关节屈伸不利，夜寐较前转佳，舌红，苔薄白而润，脉沉弦。效不更方，继服上方加骨碎补30g治疗。

处方：

独活15g	羌活13g	附子9g（先煎）
秦艽15g	桑枝15g	海风藤15g
当归15g	川芎12g	乳香10g
木香10g	骨碎补30g	炙甘草7g

14剂，日1剂，水煎服，2次／日。

按：痹证是由于风、寒、湿侵袭人体，闭阻经络，气血运行不畅所导致的，以肌肉、筋骨、关节发生酸痛、麻木、重着、屈伸不利，甚或关节肿大等为临床主要表现。经云"风寒湿三气杂至合而为痹，其风气盛者为行痹，寒气盛者为痛痹，湿气盛者为着痹也"，《金匮要略·中风历节病脉证并治第五》中的历节，即指痹证。患者以腰及下肢疼痛为主，符合痹证特点，选方蠲痹汤，出自《医学心悟》，程氏论述痹证时云："痹者，痛也……大抵参以补血之剂，所谓治风先治血，血行风自灭也……通用蠲痹汤加减主之。"用于风寒湿偏盛不明显者，风气胜者，加秦艽、防风；寒气胜者，加附子；湿气胜者，加防己、萆薢、薏苡仁。方中羌活、独活、海风藤、秦艽祛风散寒除湿，桑枝、木香通经络，当归、川芎、乳香活血通络，附子温经散寒止痛，共使外邪祛散，经脉得舒，气血得复，痹痛可去。复诊时加骨碎补，补肾强骨，续伤止痛，对风湿痹痛有较好的疗效，服用量宜大，一般量达到30g。服用本方，嘱患者药后覆被，遍身微汗为佳，湿随微汗而去，切忌大汗，大汗伤津耗气则湿难去。

干燥证案

胡某，女，31 岁，就诊于唐山市丰润区中医医院。主因双目干涩 1 年就诊。

初诊（2016 年 5 月 16 日）：1 年前出现双眼干涩，口干喜饮，阴道干涩，曾在市级医院诊治，诊为干燥综合征，经服用中药缓解，平时口服明目地黄丸，近日复发。刻下症：双眼干涩，口干欲饮，纳可，便调，寐安，月事正常，带下量多，色白质稀，偶见发黄。舌红，苔薄白，脉象细。诊断：干燥证（阴津不足），治以生津养阴，佐以补气。

处方：沙参麦门冬汤加减。

天花粉 15g	桑叶 12g	玉竹 12g
白扁豆 12g	沙参 12g	麦冬 15g
五味子 15g	炙黄芪 12g	石斛 15g
知母 12g	神曲 10g	炙甘草 7g
芦根 12g	枳壳 10g	

7 剂，日 1 剂，水煎 40 分钟，取汁 400mL，早晚分服。

二诊（2016 年 5 月 24 日）：两目干涩、口干渴均好转，自述服药 2 天服后面红赤、发热，3 天后好转，近日无此不适症状，纳可，便调，寐安，但易怒，舌脉同前。

天花粉 15g	黄精 15g	玉竹 12g
白扁豆 12g	北沙参 15g	麦冬 15g

五味子 15g	蜜黄芪 12g	石斛 15g
知母 12g	北柴胡 15g	白芍 15g
枳壳 12g	炙甘草 7g	大枣 12g

7剂，日1剂，水煎40分钟，取汁400mL，早晚分服。

三诊（2016年5月31日）：口干及阴部干涩明显好转，两眼仍干涩，久视疼痛，眼眵增多，本次月经血块多，但不痛，面部日灼后疼痛，舌红，苔薄白，脉弦细。

知母 12g	黄柏 10g	熟地黄 12g
山茱萸 12g	炒山药 20g	茯苓 12g
北沙参 12g	麦冬 12g	石斛 12g
桑叶 10g	菊花 10g	白芍 12g
北柴胡 10g	炙甘草 10g	

7剂，日1剂，水煎40分钟，取汁400mL，早晚分服。

按：干燥综合征是一种以侵犯唾液腺、泪腺等外分泌为主的慢性炎症性自身免疫性疾病，患者常以明显的口眼干燥、反复发生腮腺肿大及关节疼痛等为主要临床表现，临床女性多见。中医认为，本病燥邪是发病关键，津液亏虚是病理基础，《医门法律》云："燥胜则干，夫干之为害，非遍赤地千里也，有干于外而皮肤皱揭者，有干于内而精血枯涸者，有干于津液而荣卫气衰，肉烁而皮肉着于骨者，随其大经小络所属上下中外前后，各为病所。"燥邪上受，则先客于颜面，灼伤五窍，先耗五液，致汗、泪、唾、涕、涎减少，故见口、咽、鼻、眼干燥，此五者为五脏所化生，若燥伤脏气，气不化津，则五液减少。"燥者濡之"，本病以阴血亏虚，津枯血燥，筋脉失濡为主要病机，因此治疗上当滋阴润燥，且以甘寒为主，慎用苦寒，也不宜用过于滋腻之品。本案选用天花粉、玉竹、黄精、北沙参、麦冬、石斛、芦根甘寒养阴生津润燥，配知母、黄柏苦寒坚阴清热，黄芪、炙甘草培补中土以壮生化之源，配合五味子益气敛气，加枳壳理气使其补而不滞。随症状改善，二诊时诉由情志所伤出现易怒，加四逆散疏肝理气；三诊时考虑病久，津液耗伤必及阴精，知柏地黄丸加减，滋肾阴，退虚热。

湿温案

潘某，女，56岁，就诊于唐山市丰润区中医医院。主因发烧1周就诊。

初诊（2012年8月24日）：发烧1周。患者自1周前，劳作后周身汗出，冷水淋浴后，自觉周身不适，而后出现发烧，体温38.3℃，恶寒，时有汗出，身热不扬，经村医输液治疗（具体药物不详），症状不能缓解，遂来我院就诊。刻下症：身热不扬，恶寒，头沉重，四肢困倦，胸闷脘痞，嗳气纳差，口干不渴，夜寐可，二便调，舌质红，舌体适中，苔黄腻，脉弦滑。患者劳作汗出，冷水淋浴，卫受湿郁则肺气失于宣发，腠理开合失常，故见恶寒而少汗；热处湿中，为湿所遏，故虽发热而身热不扬；湿郁卫表，清阳被阻，则头沉重；湿性重着，客于肌表，故身重肢倦；湿邪阻遏气机，气机失宣，则胸闷脘痞；胃气不降则嗳气，胃失受纳则纳差；湿阻气不布津则口干，内有湿浊则不渴；舌苔黄腻，脉滑为湿遏卫气，湿重于热之象。辨证为湿温初起，湿遏卫气，湿重于热。治疗以芳香辛散，宣化表里湿邪。

处方：藿朴夏苓汤、三仁汤加减。

藿香 15g	佩兰 12g	清半夏 10g
茯苓 30g	苍白术各 15g	陈皮 10g
杏仁 10g	泽泻 10g	白豆蔻 10g

厚朴 15g	竹叶 10g	薏苡仁 30g
清半夏 10g		

3剂，日1剂，水煎服，2次/日。

二诊（2012年8月28日）：发热除，汗出明显减少，纳差，舌红，苔白略厚，脉滑。中药效不更方，守前方7剂。

处方：

藿香 15g	佩兰 12g	清半夏 10g
茯苓 30g	苍白术各 15g	陈皮 10g
杏仁 10g	泽泻 10g	白豆蔻 10g
厚朴 15g	竹叶 10g	薏苡仁 30g
清半夏 10g		

7剂，日1剂，水煎服，2次/日。

按：湿温是由湿热病邪引起的急性热病，主要发生在夏秋季节，起病缓，初起虽有发热恶寒，但热势不扬，伴有头身重痛、胸闷脘痞、舌苔腻、脉濡，传变缓慢，病势缠绵。病机虽有卫气营血的变化，但主要稽迟于气分，以脾胃为主要病变部位，湿热病邪是本病的主要病因。治疗过程中，注重分解湿热，湿去热孤则易消解。分解湿热方法，随湿热多少、病变部位而异，吴鞠通认为"徒清热则湿不退，徒祛湿则热愈炽"，应合理应用祛湿与清热两大方法。本病属卫气同病，故选用藿朴夏苓汤、三仁汤加减，宣化表里之湿。方中杏仁宣肺疏表，肺气宣化，则湿随气化；藿香、佩兰、清半夏、豆蔻芳香化浊、燥湿理气，使里湿除而气机通畅；苍白术、茯苓、薏苡仁、泽泻、竹叶助脾化湿利浊；厚朴、陈皮理气，气机调畅令湿有去路，诸药合用，可开上、畅中、渗下，宣化表里之湿。

胃脘痛案

刘某，女，62岁，就诊于唐山市丰润区中医医院。主因胃脘隐隐作痛3年，时有加重就诊。

初诊（2015年1月2日）：患者3年前，出门务工，饮食不节，始发胃脘疼痛，而后时作时止，时轻时重，多在饮食不适时发作，村医给予气滞胃痛冲剂，能够缓解疼痛，曾在唐山工人医院做胃镜检查，提示"浅表性胃炎"，服用雷尼替丁25mg，每天2次，口服，效果不佳，为进一步诊治，遂来我院。刻下症：胃脘隐隐作痛，时轻时重，加重时痛如针刺，嗳气返酸，气短乏力，善太息，口苦咽干，纳谷不馨，少寐心烦多梦，小便尚可，大便正常，舌红，苔白略腻，脉弦。患者饮食不节，损伤脾胃，胃气壅滞，失于和降，不通则痛，胃气不降则嗳气返酸；中土失衡，精微乏源，肝失濡养，疏泄失常，胆汁上逆则口苦咽干；气机郁滞，则善太息；气短乏力，横犯脾胃，气滞日久，且久痛入络，而痛如针刺；心失所养，则少寐心烦多梦，舌红，苔白略腻，脉弦为脾失运化，湿浊内伏之象。治以疏肝理气，活血化湿。

处方：

| 北柴胡 15g | 枳实 15g | 白芍 20g |
| 清半夏 15g | 代赭石 25g | 元胡 20g |

川楝子 10g	蒲黄 10g	五灵脂 15g
莪术 15g	甘松 12g	炙甘草 12g
生姜 10g		

5 剂，日 1 剂，水煎服，2 次 / 日。

二诊（2015 年 2 月 5 日）：服用上方后，胃脘痛基本未再发作，无嗳气返酸，纳谷较前增加，仍有口干口苦，少寐多梦，舌红，边有齿痕，苔白略黄厚，脉弦。为求再效，来复诊，根据舌象，有湿浊化热之嫌，加黄芩 12g 求再效。

处方：

北柴胡 15g	黄芩 12g	枳实 15g
白芍 20g	清半夏 15g	代赭石 25g（先煎）
元胡 20g	川楝子 10g	蒲黄 10g
五灵脂 15g	莪术 15g	甘松 12g
炙甘草 12g	生姜 10g	

5 剂，日 1 剂，水煎服，2 次 / 日。

按： 胃脘痛，最早见于《内经》，如《灵枢·邪气藏府病形》之"胃病者，腹胀，胃脘当心而痛"，首先提出胃痛与肝脾有关，如《素问·六元正纪大论》："木郁之发，民病胃脘当心而痛。"现代认为多由外感寒邪、饮食所伤、情志不畅、脾胃素虚等病因而引发。起病之初多为单一病因，病变单纯，日久常多种病因相互作用，病情复杂，胃是主要病变脏腑，常与肝脾相关，虽然病机复杂，但胃气郁滞、失于和降是胃痛主要病机。一般初病在气，久病在血，气者多为胀痛，在血多为刺痛，临床可见寒热错杂、虚实夹杂、气滞湿阻、瘀血入络等。本案取四逆散、川楝子散疏肝理气，合

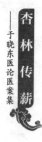

失笑散活血止痛，其中莪术破血通络祛瘀，清半夏、代赭石、生姜降逆和胃，甘松助四逆散、川楝子散行气止痛、开郁醒脾。二诊时，苔略黄腻，有湿浊化热之象，故加黄芩以清之，诸药合用，共凑疏肝理气、活血通络止痛之效。久病中焦多虚，忌苦寒伤脾败胃，用之勿过。

泄泻案

张某，男，43 岁，就诊于唐山市丰润区中医医院。主因腹泻 3 年加重 1 周，伴有腹痛就诊。

初诊（2012 年 9 月 2 日）：腹泻 3 年，加重 1 周。患者自 3 年前，贪凉饮冷之后出现腹泻，自服诺氟沙星，每次 2 粒，每天 3 次，遂好转。而后在着凉或饮食不节之后出现反复，多在清晨起床之后腹泻，渐而腹泻频，怕冷，腰膝酸软。刻下症：腹泻，伴有腹痛隐隐，形寒怕冷，不敢吃凉东西，夜寐尚可，小便正常，舌质淡红，苔体胖大，苔白厚，脉弱。患者因饮食不节伤及脾胃，脾失运化，导致腹泻；腹泻反复，日久伤脾肾，阳虚则形寒怕冷；腰为肾之府，肾虚则腰膝酸软；脾胃虚弱，气血生化乏源，则舌淡，脉弱，水湿运化不利，湿浊内停，舌苔白厚。辨证为脾肾阳虚，温煦失职。治疗以温补脾肾，涩肠止泻为法。

处方：四神丸加减。

吴茱萸 12g	补骨脂 30g	肉豆蔻 10g
苍术 15g	炒白术 15g	茯苓 15g
党参 12g	五味子 12g	附子 10g
蜜黄芪 15g	炒山药 15g	陈皮 10g
升麻 6g	干姜 10g	炙甘草 10g

7 剂，日 1 剂，水煎服，2 次 / 日。

二诊（2012年9月10日）：腹泻略有好转，晨起时有腹痛即泻，服药后腹略胀，舌质淡红，舌体胖大，苔白厚，脉弱。原方加枳壳10g，焦三仙各10g。

处方：

吴茱萸12g	补骨脂30g	肉豆蔻10g
苍术15g	炒白术15g	茯苓15g
党参12g	五味子12g	附子10g
蜜黄芪15g	炒山药15g	陈皮10g
升麻6g	干姜10g	枳壳10g
焦三仙各10g	炙甘草10g	

7剂，日1剂，水煎服，2次/日。

按：腹泻多由外感寒邪、饮食所伤、情志不畅、久病脏腑虚弱而引发。《景岳全书·泄泻》曰："肾中阳气不足，则命门火衰……阴气盛极之时，即令人洞泻不止也。"本案因饮食不节，脾失运化所致，久病脾肾阳虚，肠道失于温养，且有湿浊内伏，虚实夹杂之候。四神丸可温肾健脾、涩肠止泻，方中补骨脂温补肾阳，肉豆蔻、吴茱萸温中散寒，五味子收敛止泻，附子、干姜温脾逐寒。患者久泄不止，中气不足，加黄芪、党参、白术、山药、升麻益气升阳，苍术、陈皮、茯苓理气化湿降浊。服药后出现腹胀，虚不受补，补则壅滞，加枳壳以行滞，消补同用。

胸痹案

线某，男，62岁，就诊于唐山市丰润区中医医院。主因胸闷气短6个月，近日加重就诊。

初诊（2012年8月9日）：胸闷气短6个月，近日加重。患者6个月前因劳累后出现胸闷痛发作，即服消心痛1mg，约3~5分钟后缓解，此后间断发作。刻下症：胸闷（以胸骨后为甚），气短，夜寐可，纳差，饭后腹胀，嗳气，二便调，舌质暗红，体胖大，边有齿痕，苔白腻，脉弦滑。查BP：120/80mmHg，心率65次/分，律齐。患者胸阳不振，痰湿之阴邪上乘，胸络心脉痹阻不通，则胸闷痛；元气不足，则气短乏力；中气不足，胃失受纳则纳差；脾虚运化无权，气机不畅则腹胀；胃失和降而上逆则嗳气；舌质暗红为脉络有瘀之象，舌体胖大，边有齿痕，苔白腻，脉弦滑为脾虚痰湿内停之象。辨证为胸阳不振，痰瘀痹阻。治以宣痹化痰，理气活血。

处方：瓜蒌薤白半夏汤加减。

瓜蒌 15g	薤白 12g	法半夏 12g
陈皮 10g	丹参 30g	红花 10g
厚朴 20g	郁金 10g	茯苓 15g
桔梗 10g	当归 10g	地龙 15g
炒薏苡仁 30g	苏梗 10g	

7剂，日1剂，水煎服，2次/日。

二诊（2012年8月17日）：嗳气已除，舌红，体略胖大，舌苔薄白，脉细弱。痰瘀渐去，中气不足，去厚朴、苏梗、桔梗、郁金，加黄芪15g，白术10g，山药20g培补中气。

处方：

蜜黄芪15g	炒白术10g	炒山药20g
瓜蒌15g	薤白12g	法半夏12g
陈皮10g	丹参30g	红花10g
茯苓15g	当归10g	地龙15g
炒薏苡仁30g		

14剂，日1剂，水煎服，2次/日。

按：患者以胸闷为主症，故诊断为胸痹。胸痹的发生与寒邪内侵、饮食失调、情志失节、劳倦内伤、年迈体虚等因素有关。《金匮要略·胸痹心痛短气病脉证治第九》"夫脉当取太过不及，阳微阴弦，即胸痹而痛"将胸痹的病机归纳为"阳微阴弦"，即上焦阳气不足，下焦阴寒内盛，阴乘阳位，气血痹阻，发为胸痹，乃本虚标实之证。治疗以宣痹化痰，行气活血为法。方中瓜蒌薤白半夏汤，通阳行气、化痰浊，桔梗"开胸膈，除上气壅"，配合苏梗，宽胸理气；厚朴、陈皮燥湿化痰，下气除满；红花、郁金、当归、丹参活血化瘀，茯苓、薏苡仁健脾化湿，地龙化痰通络。诸药合效，宽胸理气，化痰活血，通络止痛，痰瘀渐去，胸络心脉通畅，诸证减轻。复诊时，患者痰瘀已去几分，仍中气不足，故减理气之品，以免辛散耗气，酌补中气，扶正祛邪。

虚劳案

医案一：

李某，男，27岁，就诊于唐山市丰润区中医医院。主因气短乏力、手足发凉1年就诊。

初诊（2013年9月17日）：气短乏力、手足发凉1年。患者自1年前婚后，出现气短乏力，渐至手足发凉，畏寒，手足末端易汗出，并呈加重之势。婚后1年其妻未孕，于区人民医院检查精液，提示精液不化，活动度小于50%（正常为70%以上），正常数量小于60%（正常为85%以上），白细胞数量8（0~3），经抗炎等治疗，效果不佳，数次检查结果相差无几。为进一步治疗，遂来我院求助中医。刻下症：气短乏力、手足发凉，畏寒，手足末端易汗出，纳呆，时有泄泻，头晕口干，腰膝酸软，舌质淡，舌体胖大，苔薄白，脉细弱。患者初婚，房事频繁，久而伤肾，正气亏虚，脾失运化，胃受纳腐熟水谷失司，胃失和降，而出现脘腹胀痛、嗳气，胸闷；阳虚则恶寒，督脉失于阳气温养则背冷痛；卫虚不固，阴液外泄，则自汗；脾虚清阳不升，清窍不得濡养则眩晕；阳虚津液不得上承于口，则口干；气滞血行不畅则舌质暗，舌质淡，体大胖，边有齿痕，脉细弱，皆为脾肾两虚之象。辨证为脾肾阳虚。治以健脾益肾，温阳化气。

处方：右归丸合理中汤加减。

附子 9g	干姜 10g	党参 10g
炒白术 15g	杜仲 15g	枳壳 10g
怀牛膝 10g	鹿角胶 10g (烊化)	枸杞子 15g
龟甲 10g	菟丝子 30g	炙甘草 10g

7 剂，日 1 剂，水煎服，2 次/日。

二诊（2013 年 9 月 25 日）：手足发凉减轻，气短乏力，纳差，时有腹泻，舌脉同前。中药效不更方，原方加黄芪 30g，焦三仙各 10g。

处方：

附子 9g	干姜 10g	党参 10g
炒白术 15g	杜仲 15g	枳壳 10g
怀牛膝 10g	鹿角胶 10g (烊化)	枸杞子 15g
龟甲 10g	菟丝子 30g	蜜黄芪 30g
焦三仙各 10g	炙甘草 10g	

7 剂，日 1 剂，水煎服，2 次/日。

三诊（2013 年 10 月 20 日）：手足发凉、气短乏力明显减轻，纳食转佳，腰膝酸软减轻，时有腹泻，舌红，苔薄白，脉弦。测精液，活动度 75%，中药守原方原法，继服 7 剂，日 1 剂，水煎服，2 次/日。

按：虚劳又称虚损，多由脏腑亏损，气血阴阳虚衰，久虚不复为病机，以五脏虚证为主要临床表现。《素问·调经论》所谓"精气夺则虚"，《金匮要略·血痹虚劳病脉证并治第六》云"劳之为病，其脉浮大，手足烦，春夏剧，秋冬瘥，阴寒精自出，酸削不能行""男子脉浮弱而涩，为无子，精气清冷"，分别论述子阴虚、真阳不足之虚劳。汪绮石

《理虚元鉴·治虚有三本》云:"治虚有三本,肺、脾、肾是也。肺为五藏之天,脾为百骸之母,肾为性命之根,治肺、治脾、治肾,治虚之道毕矣。"本案因年轻不节房事,肾精亏损,元气不足,渐至后天之本虚弱,又致精微乏源,补肾温阳培土为遣方的通用之法。方中附子、干姜、鹿角胶、枸杞子、龟甲、菟丝子、杜仲补肾温阳,黄芪、党参、白术培补中气,枳壳行气,以上诸药补而不滞,焦三仙消食和胃,固护中州,甘草调和药性,诸药合用,共奏补肾健脾、温阳益气之功。

医案二:

刘某,男,80岁,就诊于唐山市丰润区中医医院。主因周身乏力、后背发凉半年就诊。

初诊(2014年4月24日):周身乏力、后背发凉半年。患者半年前,因家庭突发变故,出现周身乏力,后背发凉,头昏气短。曾在区人民医院就诊,头颅CT检查未见明显异常,未进行治疗。刻下症:周身乏力,后背发凉,头晕气短,记忆力差,耳鸣如蝉,少寐多梦,纳谷不馨,食后腹胀嗳气,小便不畅,大便溏,一日数行,舌质暗淡,体胖大,边有齿痕,苔白腻,脉沉迟弦。查BP:115/80mmHg,心率55次/分,律齐。患者年已八旬,加之忧思,脾肾两伤,脾为后天之本,脾失运化,精微乏源,周身失养则乏力,后背失温则发凉,清阳不升则头昏,记忆力减退,耳鸣如蝉;心失温养则少寐多梦,胃失受纳则纳谷不馨;清阳不升,则浊气不降,反而上逆,故腹胀、嗳气,脾不运化,水湿与水谷并趋于下则便溏,舌脉与证相符。辨证为脾肾阳虚。治以温补脾肾。

处方：附子理中丸加减。

附子 9g	干姜 15g	党参 15g
炒白术 15g	蜜黄芪 15g	泽泻 15g
蝉蜕 12g	葛根 20g	枳实 10g
木通 10g	益智仁 15g	山茱萸 15g
炒山药 30g	茯苓 15g	麦冬 12g
五味子 20g		

7剂，日1剂，水煎服，2次/日。

二诊（2011年5月14日）：周身乏力、后背发凉、气短均减轻，夜寐明显好转，纳谷较前转佳，大便已调，腹软不胀，舌暗淡，体胖大，苔薄白而润，脉沉迟。即已效则守原法，去枳实、山茱萸，加杜仲20g，当归15g，骨碎补30g治疗。

处方：

附子 9g	干姜 15g	党参 15g
炒白术 15g	蜜黄芪 15g	泽泻 15g
蝉蜕 12g	葛根 20g	当归 15g
木通 10g	益智仁 15g	杜仲 20g
炒山药 30g	茯苓 15g	麦冬 12g
五味子 20g	骨碎补 30g	

7剂，日1剂，水煎服，2次/日。

按：患者以周身乏力、后背发凉为主症，故诊断为虚劳。根据不同症状，分为阳虚、阴虚、气虚、血虚之分，《素问·调经论》所谓"精气夺则虚"。此患者八旬高龄，脾肾已亏，周身乏力，后背发凉，为阳虚之象。加之头晕、记忆力减退、纳谷不馨、食后腹胀、便溏及舌脉表现，均属脾肾不足之征。治疗以温补脾肾为主，附子理中汤温补脾肾，加黄芪固中，蝉蜕疏风利窍治耳鸣，葛根升清，枳实降浊，配合木通、泽泻利尿通淋降浊，使小便通畅，杜仲、山药、益智仁温补脾肾固精，麦冬、五味子配党参益气敛阴，诸药合用共奏温脾益肾填精之功，本方虽无安神之药，患者服药3剂后夜寐转佳，真正体现中医有是证用是药，方证相宜，功效自显。

阳痿案

王某，男，49岁，就诊于唐山市丰润区中医医院。主因阳事不举3年就诊。

初诊（2012年11月10日）：阳事不举3年。患者3年前，因劳累后出现阳事不举，举而不坚，渐见周身乏力，气短懒言，腰酸耳鸣，曾在多家医院就诊，服用中药治疗，效果不明显，为谋根治，来我院求治。刻下症：阳痿不举，举而不坚，周身乏力，气短懒言，腰膝酸软，时有耳鸣，纳差，二便调，夜寐安，舌质淡红，苔薄白，脉弦细。患者恣情纵欲，房事过度，加之劳累，精气虚损，命门火衰，忧思伤脾，气血生化乏源，宗筋失养，导致阳痿。气血不足，周身失养，则周身乏力，气短懒言；腰为肾之府，开窍于耳，肾气不足，则腰膝酸软，时有耳鸣；脾虚胃失受纳，则纳差，舌淡红，脉弦细，皆为肾气不足，气血亏虚之象。辨证为肾阳不振，精血不足。治以补肾健脾，益气养血。

处方：赞育丸合归脾汤加减。

炙黄芪 20g	党参 15g	当归 10g
炒白术 15g	白芍 12g	鹿衔草 15g
补骨脂 12g	仙灵脾 15g	炒山药 30g
熟地黄 15g	益智仁 20g	枳壳 10g

5剂，日1剂，水煎服，2次/日。

二诊（2012 年 11 月 16 日）：周身乏力气短减轻，同房能够完成，但缺乏性欲，舌淡红，苔薄白而润，脉沉弱，此乃肾气渐复，补骨脂增加至 20g，加升麻 6g 治疗。

处方：

炙黄芪 20g	党参 15g	当归 10g
炒白术 15g	白芍 12g	鹿衔草 15g
补骨脂 20g	仙灵脾 15g	炒山药 30g
熟地黄 15g	益智仁 20g	枳壳 10g
升麻 6g		

7 剂，日 1 剂，水煎服，2 次 / 日。

按：患者以阳事不举为主症，故诊断为阳痿。阳痿的发生与禀赋不足、劳伤久病、情志不遂、饮食不节等因素有关。《诸病源候论·虚劳·阴痿候》认为"劳伤于肾，肾虚不能荣于阴器，故痿弱也"，恣情纵欲，房事过度，精气虚损，劳伤脾胃，气血生化乏源，宗筋失养，《类证治裁·阳痿》所言："阳之痿多由色欲竭精，或思虑劳神，或恐惧伤肾，或先天禀弱，或后天食少……而致阳痿者。"本方中补骨脂、仙灵脾、炒山药、熟地黄、益智仁补肾气，炙黄芪、党参、白术、当归、白芍培补中气兼以养血，《滇南本草》记载鹿衔草可"添精补髓，延年益寿"，枳壳理气，使诸药补而不滞，复诊时，补骨脂加量以增加补肾之力，加升麻提升中气。

崩漏案

李某，女，13岁，就诊于唐山市丰润区中医医院。主因月经前至1年，淋漓不尽1月余就诊。

初诊（2014年2月9日）：月经提前，经期延长1年。患者月经周期约20天，经期约10天，曾服用乌鸡白凤丸等药物，疗效不佳。患者1个月前月经淋漓不尽，曾就诊于区人民医院，用药不详，疗效不佳。刻下症：月经淋漓不尽，色淡红，时有血块，气短乏力，纳谷不馨，夜寐可，大便干燥，带下色黄，有异味，舌质暗淡，苔黄腻，脉细弱。患者年少，脾虚气陷，统摄无权，冲任失固，不能约束经血，故成崩漏，月经淋漓不尽，量多色淡；气随血脱，元气不足，故气短乏力；脾胃不足，胃失受纳，则纳少；脾虚生湿，湿浊郁而化热，下注前阴则黄带异味，上蒸则苔黄腻，下注大肠则肠道干枯而见大便干燥，舌质暗淡，脉细弱均为气血不足兼有瘀滞之象。辨证为脾虚不固，湿热下注。治以补气摄血，养血调经，清热利湿。

处方：固本止崩汤合二妙散加减。

人参15g（另煎）	蜜黄芪20g	炒白术15g
茯苓15g	当归15g	补骨脂15g
川芎15g	白芍12g	苍术10g
黄柏10g	熟大黄6g	炙甘草10g

7剂，日1剂，水煎服，2次／日。

二诊（2011年2月24日）：月经淋漓不尽好转，经量减少，时有小腹痛，血块较前增加，气短减轻，大便通畅，腹软不胀，带下色白量少，纳谷不馨，舌淡红，苔薄白，脉沉迟。效不更方，继服上方增桃仁7g，红花7g，去大黄、苍术、黄柏治疗。

处方：

桃仁7g	红花7g	人参15g（另煎）
蜜黄芪20g	炒白术15g	茯苓15g
当归15g	补骨脂15g	川芎15g
白芍12g	炙甘草10g	

14剂，日1剂，水煎服，2次／日。

后家属打电话告之，诸症皆愈。

按：患者先表现为月经周期缩短、经期延长，后而淋漓不尽为主症，故诊断为崩漏，崩指暴下不止，而漏指淋漓不尽。崩漏为妇科常见病，亦是疑难重症，早在《内经》便有"阴虚阳搏为之崩"的记载，《金匮要略》有"漏下""崩中下血"记述。本病发病机理主要是冲任损伤，不能约制经血，故经血从胞宫非时妄行，常见病因为血热、肾虚、脾虚、血瘀等，可由月经失调发展而来。《兰室秘藏》云："脾胃有亏，下陷于肾，与相火相合，温热下迫，经漏不止，其色紫黑。"本例患者气短乏力、纳谷不馨，当属脾胃虚弱，选固本止崩汤加减，以补气摄血、养血调经，本方出自《傅青主女科》，方中人参、黄芪、白术补气培元，固中止血；当归、白芍养血，佐川芎活血行气，使之补而不滞；补骨脂补肾固本，补先天以养后天；合二妙散加大黄，去下焦湿热。复诊时，患者湿热渐去，故去二妙散、大黄，时有腹痛，且血块增加，血瘀表现渐增，加桃仁、红花活血化瘀。

鼻渊案

宋某，女，13岁，就诊于唐山市丰润区中医医院。主因鼻塞流黄色浊涕，前额闷痛3年，近日加重就诊。

初诊（2015年3月24日）：鼻寒流黄色浊涕、前额闷痛3年，近日感冒后加重。患者于3年前受寒，出现鼻塞，流清涕，症状时减时增，服用青霉菌V钾片治疗，无明显改善。曾服用鼻炎康及中药治疗，效果不理想，近日来，头闷痛加重，上课时注意力不集中，自觉压力比较大，慕名来我院就诊。刻下症：鼻塞，鼻流浊涕，时为黄色，有臭味，纳谷尚可，夜寐安，二便正常，舌红，苔薄白，脉弦。患者寒邪外侵，痹阻清窍，清窍不通则鼻塞头痛；肺失宣降，津液失调，聚而为浊，故鼻流浊涕；郁久化热则色黄而臭，复感外邪，诸症加重舌红，苔薄白，脉弦。辨证为风寒外袭，痰郁化热。治以疏风清热、化痰通窍。

处方：川芎茶调散加减。

川芎 30g	白芷 12g	防风 15g
薄荷 12g	金银花 12g	生黄芪 10g
辛夷 10g	生甘草 10g	炒白术 10g
苍耳子 12g	蒲公英 15g	

5剂，日1剂，水煎服，2次/日。

二诊（2015年3月30日）：头痛明显减轻，鼻塞略减，浊涕色黄转清，量减少，纳食转佳，夜寐尚可，二便正常，舌红，苔薄白，脉弦。中药效不更方，守原法原方，求再效。

处方：

川芎 30g	白芷 12g	防风 15g
薄荷 12g	金银花 12g	生黄芪 10g
辛夷 10g	生甘草 10g	炒白术 10g
苍耳子 12g	蒲公英 15g	

5剂，日1剂，水煎服，2次/日。

三诊（2015年4月7日）：患者鼻塞减轻，浊涕明显减少，纳可，便调，寐安，舌红，苔蒲白，脉弦。上方2剂打粉，每天3次，每次0.5g，口服，以巩固疗效。

按：鼻渊最早见于《素问·气厥论》"胆移热于脑，则辛頞鼻渊，鼻渊者，浊涕下不止也"，常伴有头痛、鼻嗅觉减退，久则虚眩不已等。继《内经》之后，历代医家对本病的论述较多，并根据《内经》对病机、病位、症状及"脑渗为涕"的论述，故有"脑漏""脑渗""历脑"等名称，与现代医学的急、慢性鼻窦炎相类似。临床有虚实之分，实证多起病急病程短，虚证多病程长。头为诸阳之会，风寒外袭，循太阳经上犯清窍，清阳之气被遏，故头痛。本病痼疾日久，复感外邪而加重，选用苍耳子、辛夷、白芷芳香通窍，蒲公英、金银花、防风、薄荷清热疏风。因病程较长，选生黄芪、生甘草益元扶正，佐以解毒；白术健脾化湿，以绝湿浊之源；川芎活血通络止痛，可行血中之气，祛血中之风，上行头目，为头痛要药，诸药合用，以疏风散热，化痰通窍，且方证相宜，故获佳效。

太阳少阳并病案

韩某，男，16岁，就诊于唐山市丰润区中医医院。主因头痛3天就诊。

初诊（2017年11月1日）：头痛3天。患者3天前夜间开窗睡觉，被冻醒后头痛，前额为甚，时重时减，在小区诊所输液治疗。刻下症：头部疼痛，头昏头沉，时轻时重，微恶寒，周身关节酸痛，时有微汗出，口干苦，不欲饮，偶有恶心欲吐，纳食尚可，二便调，夜寐安，舌红尖赤，苔薄白，脉弦。患者秋末之季，着凉后出现头痛，周身关节酸痛，乃外感风寒之邪，属太阳表证，微恶寒，少量汗出，符合太阳中风证特点；3天后出现口干口苦，恶心欲吐，为正不敌邪，邪入少阳，证属太阳少阳并病。治以调和营卫，和解少阳，清肝利胆。

处方：柴胡桂枝汤加减。

桂枝 12g	白芍 12g	柴胡 20g
黄芩 10g	清半夏 10g	防风 12g
荆芥 10g	炙甘草 10g	生姜 15g
大枣 10g		

5剂，日1剂，水煎服，2次/日。

二诊（2017年11月6日）：服上方后头痛、周身关节酸痛减轻，口干口苦亦好转，昨日出汗后，脱光衣服自觉受风，今日恶心、头痛亦有加重，时有微汗出，舌红，苔薄白，脉弦。守原法，加川芎、白芷祛风止痛。

处方：

桂枝 12g	白芍 12g	柴胡 20g
黄芩 10g	清半夏 10g	防风 12g
荆芥 10g	炙甘草 10g	川芎 15g
白芷 12g	生姜 15g	大枣 10g

5剂，日1剂，水煎服，2次/日。

电话随访，诸症消失。

按：本例患者外感风寒，出现头痛、周身关节酸痛、恶寒，似"太阳伤寒证"，但有微汗出，《伤寒论》有"太阳病，发热汗出，恶风脉缓者为中风"，故当属"伤寒中风"，3日后出现口苦口干，恶心欲吐，乃正不胜邪，传入少阳，又有："少阳之为病，口苦、咽干、目眩。"此当属太阳、少阳并病，正如《伤寒论》云："伤寒六七日，发热微恶寒，肢节烦疼，微呕，心下支结，外证未去者，柴胡桂枝汤主之。"

柴胡桂枝汤是治疗太阳少阳并病的方剂，是由小柴胡汤合桂枝汤各半量而组成，主要用于太阳少阳合病引起的发热恶寒、肢体疼痛等症。既有调和营卫气血，又有和解表里、疏肝利胆作用。张景岳认为："邪在太阳者，当知为阳中之表，治宜轻法；邪在少阳者，当知为阳中之枢，治宜和解，此皆治表之法也。"桂枝辛甘温，白芍苦酸微寒，两者合用调和营卫，发表解肌；柴胡苦辛微寒，黄芩苦寒，两者相配，和解少阳。虽为和解，重在清半表半里之热，如发热较重，可重用柴胡至 30g。方中配伍半夏和胃降逆止呕，炙甘草、生姜、大枣培补中气，重用生姜配合半夏和胃止呕。二诊复感风寒，头痛加重，加川芎、白芷祛风止痛。川芎活血行气，祛风止痛，为"血中之气药"，辛温升散，能"上行头目"，为治头痛圣药，如李东垣言"头痛须用川芎"，头痛重者，可用至 30g。

附录 杏林传薪

国医大师路志正辨治眩晕学术思想与临床经验总结

中医学对眩晕的阐述最早见于《内经》，称为"眩""眩冒"，并提出"髓海不足，则脑转耳鸣""诸风掉眩，皆属于肝"等眩晕常见病因。至张仲景，更提出了痰饮致眩的机理，并以温阳化饮为治疗大法。眩晕发生的机理，前人论述甚多，归纳起来有风、火、痰、虚、瘀五个方面，其中以痰、虚二端与脾胃功能密切相关。

十二经脉清阳之气皆上注于头，若有一经气衰，便可影响脑之温煦、滋养，尤其足太阴脾经和足阳明胃经是产生清阳之气的源泉，是气机升降之枢纽，故路老认为眩晕的发生责之于脾胃，是由脾胃所处的特殊地位及功能所决定的。至于挟瘀痰或瘀血痹阻者，则以和血化痰或温阳活血法投之，以辨证而施，知常达变为前提。

一、辨眩晕学术思想

路老认为脾胃损伤是眩晕发病的关键因素，遵循中医整体观念和辨证论治的原则，崇尚脾胃学说。脾胃为后天之本，气血生化之源，气机升降的枢纽，人以胃气为本，故治病要注重调理脾胃。随着现代社会的发展，疾病谱发生了很大的变化，疾病的病因病机也有了诸多的改变。路老从人们的饮食结构、生活条件、生活习惯等变化入手，深入研究现代常见疾病如高脂血症、高血压病的发病机理，认为饮食失调，损伤脾胃，是这些疾病发病的关键。

脾胃损伤可致气虚、血少、湿蕴、痰阻、瘀血、气机紊乱等。辨证要着眼于发病的根源，调理脾胃是其治本之道，即调中央以通达四旁。路老博采张仲景、李东垣、叶天士等各家调理脾胃之长，重在升降相宜而顾其润燥，升脾阳、降胃气，健脾益气，清养胃阴，调畅气机，治法善取中庸，勿劫胃津，勿伤脾阳，使人体气机通畅，脾胃健运，则胃气复来，诸病自除。

1. 眩晕危险因素与脾胃的关系

眩晕与年龄关系密切，且发病率随着年龄的增长而增加。人过中年以后，机体日趋衰弱，特别是脾胃功能的减退使脾胃气衰，运化无力，则清阳不升，形成痰饮、水气、瘀血等病理产物，发为眩晕。

饮食不节可伤及脾胃，《素问·痹论》云："饮食自倍，肠胃乃伤。"饮食偏嗜，亦导致脾胃损伤。王肯堂认为："久食膏粱厚味，肥甘之品，损伤心脾。"脾胃受伤，升降失常，运化失职，聚湿生痰，痰郁化热，蒙蔽清窍，而发眩晕。

情志不遂是诱发眩晕的重要因素之一。七情之中，又以忧思郁怒为甚，而忧思郁怒与脾胃关系尤为密切。思为脾志，如果思虑过度，则使脾胃之气郁结，水谷不化，变为痰浊等病理产物。怒为肝志，木喜条达，郁怒太过，则易侮脾犯胃，升降失常，血随气逆，上蒙清窍。

劳逸引发眩晕主要是由于过劳所致，主要有以下两个方面：一是劳力过度，导致脾气受伤，积劳成损；二是劳心过度，即思虑太过，劳伤心脾。"脾在志为思""心主血脉"，所以思虑劳神过度，则耗伤心血，损伤脾气，总之正气亏损是眩晕发病的内在基础。

2. 眩晕从脾胃论治的理论基础

（1）正气不足源于脾胃

"正气存内，邪不可干""邪之所凑，其气必虚"。任何疾病发生的基础是正气亏虚，眩晕的发生亦不例外。《灵枢·营卫生会》云："人受气于谷，谷入于胃，以传于肺，五脏六腑，皆以受气""中焦亦并胃中，出上焦之后，此所受气者，泌糟粕，蒸津液，化其精微，上注于肺，乃化而为血，以奉生身，莫贵于此。"

脾胃为气血生化之源，虚损证候应从脾论治，脾胃司受纳，腐熟水谷，运化精微，化生气血之职，人体五脏六腑，四肢肌肉，皆赖脾胃化生之气血营养。脾胃居于中焦，是人体气机升降的枢纽，脾胃调和，升降相宜，五脏六腑皆得其养。一切虚损病证都与脾胃功能失调相关，用补益脾胃治法，临床都有一定的疗效，路老调理脾胃，培补中土，源于《内经》"虚则补之""损者益之"的治疗原则。

（2）痰饮瘀血多与脾胃相关

路老认为脾居中土，易留湿邪，欲除邪气，首当健运脾胃。脾胃的运化功能体现在运化水谷精微和运化水液两个方面，饮食不节、劳倦内伤均可伤及脾胃，致水谷不化，气血乏源，则清空失养；水津不布，聚湿成饮、酿痰，则清窍被蒙，发为眩晕。正如《丹溪治法心要·头眩》所云："此证

233

属痰者多，盖无痰不能作眩。"

在眩晕发病因素中，瘀血亦是不可忽视的一个重要方面，脾胃运化失常，可导致气滞血瘀。脾胃为气机升降的枢纽，与气血的运行密切相关。《灵枢·决气》云："胃满则肠虚，肠满则胃虚，更虚更满，故气得上下，五藏安定，血脉和利。"指出了胃肠虚实更替与气之上下、血脉和利的密切关系。若脾胃病变，运化失常，胃肠不能正常虚实更替，致水停为湿，谷停为滞，则必然影响气之上下及血脉的和利，气滞日久，必致血瘀。脾胃为气血生化之源，经曰："谷入于胃，脉道以通，血气乃行。"

（3）脾胃为易受邪之地

脾主运化，胃主受纳，胃受纳腐熟水谷，经脾运化吸收精微，供人体需要。若饮食不洁，损伤脾胃，又遇其他诸多致病因素如情志抑郁、失治误治、将息失宜皆易损伤脾胃，脾胃一败，气血乏源，清窍失养使湿浊内生，阻于中焦，上蒙清空，发为眩晕。

（4）升降失常当责脾胃

脾胃居于中州，人体气机之升降，皆以脾为枢纽，心肺居其上，肝肾居其下，升清降浊必赖枢机之调顺，如《四圣心源》中认为"一气周流，土枢四象"。肺之通调水道，肾之气化蒸腾，亦无不以脾为枢纽，脾与胃的升清降浊，实际是物质与功能两个方面的内容，并赖其正常的枢机运转活动而实现。物质方面是将饮食水谷消化、吸收，精气（营养物质）、津液（水分）上升通过肺、心、肾的作用，输布全身，供机体生命活动的需要，糟粕部分通过肠道、膀胱排出体外。功能方面是以脾胃的营养物质为基础，通过气化作用实现其枢纽循环功能，以及在肺肾的作用下，维持机体的水液代谢平衡。五脏之精悉运于脾，脾旺才能使清气上升布散；若脾胃虚弱，枢机不利，则清气不升、浊气不降，内环境紊乱，则百病蜂起。正如《医门棒喝》所言："升降之机者，在于脾土之健运。"

若脾胃升降失常，清浊相干，其病变不仅表现在肠胃紊乱及吐纳障碍上，而是内则影响五脏六腑，外则殃及四肢九窍；轻则涉及营卫，重则危及生命。在下腹气阻滞，则便秘腹胀；在上浊邪上攻，则眩晕头痛，甚则昏仆不知人。路老认为脾胃升降失常，清阳不升，浊阴不降，是眩晕的主要发病机理之一。

（5）情志失宜伤及肝脾

脾在志为思，思虑过度，所思不遂则伤脾，"思则气结"，脾气结滞影响运化升清和化生气血之功能，而导致头目眩晕、健忘等。肝脾密切相关，脾为后天之本，肝为风木之脏，若脾虚谋虑太过，痰湿内蕴，肝旺乘脾，风阳升动，浊气上蒙，亦可发为眩晕。

3. 路老治疗眩晕"八字"方针

路老依据《内经》中相关论述和张仲景"四季脾旺不受邪""保胃气，存津液"的学术思想，并受李东垣、叶天士等前贤的影响，临证上十分重视调养后天脾胃。纵观其调治脾胃的经验特色，可总结为"八字"治疗方针，即"补益、调顺、健运、顾护"四个方面的理脾大法。

补益，即补其后天，益其生化之源泉；调顺，即调其中转之枢机，顺其升降之功用；健运，即健其中土，运化水湿之邪；顾护，即顾其免受毒邪之损害，护其供养之功能。虚损证候应从脾论治，脾胃司受纳腐熟水谷，运化精微，化生气血之职，人体五脏六腑，四肢肌肉，皆赖脾胃化生之气血营养。

路老认为，调理脾胃，升降为要，临床中尤其重视升降药物的运用。在升脾阳方面，若湿浊为患，阻碍气机，多用藿香、葛根；若为脾虚下陷，则用柴胡、升麻、白术。在和胃降浊方面，多用枳实、厚朴、竹茹，又因肺主治节，有宣肃之功，选用杏仁、枇杷叶、桔梗，加强清肃降逆之功效。临床实践中，路老常将两种性味不同的药物组成药对，以利气的升降开阖，气血顺畅条达，如荷梗配藿梗，山药配白术，白术配枳实等，常收事半功倍之效。

二、眩晕的辨证论治

路老认为，治疗眩晕当辨析虚实。虚者，有气虚、阳虚之别；实者，有痰浊、湿热之分。脾胃虚弱，清阳不升者，宜健脾胃、补中气；中阳不足，寒饮上泛者，则温中阳、化寒饮；痰湿阻滞者，则燥湿化痰；湿热中阻者，则清利湿热，痰湿去则头目自清。临床实践中，路老注重调理脾胃气机之升降，遣方用药灵活多变，在上述治疗原则的指导下，因人、因地、因时制宜，而不拘于一方一药。

1.虚证

（1）脾虚湿盛，清窍失养：眩晕伴四肢困重，脘腹痞闷，喜揉按，大便溏薄，神疲乏力，厌食油腻，舌苔薄腻或舌质淡胖，脉濡缓。治以补气健脾、升运清阳，方用益气聪明汤、补中益气汤加减。药物首选太子参，白术、黄芪、葛根、山药，其次为柴胡、升麻、当归、陈皮等。

（2）脾阳不足，寒饮上泛：眩晕频作，伴视物昏花，面清肢冷，大便溏薄，小便清长，神疲乏力，时有耳鸣，口干不欲饮，舌淡苔白，脉沉迟。治以温化寒饮、健脾利湿，方用苓桂术甘汤、泽术汤加减，药物首选茯苓、泽泻、白术、桂枝，其次为车前子、甘草、生姜等。

2. 实证

（1）痰湿阻滞，清阳不升：眩晕头重如蒙，纳谷不馨，伴胸脘痞闷，泛泛欲呕，多寐，肢体倦怠，苔白腻，脉濡滑。治以燥湿化痰、升清降浊，方用半夏白术天麻汤加减。所选药物中常用胆南星、天麻、白术、泽泻、僵蚕、葛根，其次为竹茹、半夏、天竺黄、芥穗、蔓荆子等。若痰浊化热，气机不畅则清化痰热，方选黄连温胆汤加减。路老用药，又善于佐入芥穗、蔓荆子等祛风之品，并非为走表而设，盖取"风能胜湿""兼宣其滞"之义，发越清阳，和升麻、柴胡、僵蚕之轻阳，升发鼓舞胃气，上行头目。

（2）湿热中阻，上蒙清窍：眩晕头重，四肢困重，伴脘腹痞闷，口中苦而黏腻，恶心吐痰，渴不欲饮，纳呆，尿黄短，大便不爽，舌苔黄腻，脉濡数。治以芳香化浊、清热祛湿，方用甘露消毒丹、三仁汤加减。所选药物中常用姜半夏、苍术、炒薏苡仁，其次为藿梗、荷梗、炒杏仁、茵陈、茯苓、黄连、厚朴、砂仁等。

（3）胆胃不和，浊气上逆：头晕恶心，伴视物旋转，胃脘及胁肋疼痛，纳谷不馨，嗳气频作，舌红苔薄，脉弦滑。治以温胆和胃，方用小柴胡汤、温胆汤、柴胡疏肝散加减。所选药物中常用茯苓、枳实、姜半夏、竹茹、柴胡，其次为佛手、陈皮、郁金、黄芩、太子参等。

（4）肝脾失和，肝阳上亢：眩晕耳鸣，头痛且胀，心烦易怒，面红目赤，伴胸胁苦满，纳谷不馨，少寐多梦，舌红，苔薄黄，脉弦细。治以清肝调脾、潜阳息风，方用天麻钩藤饮、逍遥散加减。药物首选天麻、白芍、生龙牡、茯苓、白术，其次为白蒺藜、夏枯草、珍珠母、钩藤、枳实等。

依据上述分类，统计路老治疗眩晕 216 张处方，以虚证为主者占 20.37%，实证为主者占 79.63%。虚证以脾虚湿盛（气虚）为主 81.82%，脾阳不足、寒饮上泛占 18.18%。实证中痰浊中阻、清阳不升占 41.67%，肝胃不和、浊气上逆占 25.58%，肝脾不和、肝阳上亢占 27%，湿热中阻、上蒙清窍占 5.75%。从病例分析看，眩晕患者以实证（含本虚标实）为主者偏多，实证中含浊气者过多半。

三、治眩晕用药经验

统计路老眩晕处方，根据证候路老选方如下。

虚证中，脾虚湿盛、清窍失养，治以补气健脾、升运清阳，选方用益气聪明汤、补中益气汤加减，用药以太子参应用最多出现率为 55%，而后依次为白术（44%）、黄芪（35%）、葛根（23%）、山药（21%）、柴胡、升麻、当归、陈皮；脾阳不足、寒饮上泛，治以温化寒饮健脾利湿，选方用苓桂术甘汤、泽术汤加减，所选药物中以茯苓、泽泻出现概率最高（92.45%），而后依次为白术（87%）、桂枝（76%）、车前子（45%）、甘草、生姜等。

实证中，痰浊中阻、清阳不升证，治以燥湿化痰、升清降浊，选方用半夏白术天麻汤加减，所用药物出现最多为胆南星（65%），其次为天麻、白术、泽泻、僵蚕、葛根（均为63%），而后依次为芥穗、蔓荆子、竹茹、半夏、天竺黄等；胆胃不和、浊气上逆证，治以温胆和胃，方用小柴胡汤、温胆汤、柴胡疏肝散加减，所用药物出现概率最高者为茯苓（100%），其后依次为枳实（65%）、姜半夏（62%）、竹茹（53%）、柴胡（41%）及佛手、陈皮、郁金、黄芩、太子参等；肝脾失和、肝阳上亢证，治以清肝调脾、潜阳息风，方用天麻钩藤汤、逍遥散加减，所用药物中天麻、白芍、生龙牡出现概率最高（70.83%），而后依次为茯苓（60%）、白术（53%）及白蒺藜、夏枯草、珍珠母、钩藤、枳实等；湿热中阻、上蒙清窍证，治以芳香化浊、清热祛湿，方用甘露饮、甘露消毒丹、三仁汤加减，所选药物中以姜半夏、苍术、炒薏苡仁出现概率最高（82.34%），而后依次为藿梗（53%）、荷梗（43%）、炒杏仁、茵陈、茯苓、黄连、厚朴、砂仁等。

纵观路老 216 张治疗眩晕处方，各种药物出现概率依次排序为茯苓（72%）、姜半夏（59%）、胆南星（44%）、枳实（42%）、白术（41%）、天麻（40%）、葛根（38%）、白芍和僵蚕（35%）、太子参、芥穗和泽泻（24%）、生龙牡和竹茹（23%）、陈皮（19%）、当归（18%）、柴胡（16%）、焦三仙（15%）、钩藤（14%）、蔓荆子（13%），以应用茯苓、姜半夏、胆南星、枳实、白术、天麻最多。

茯苓甘温，益脾助阳、利窍除湿；白术苦燥湿，甘补健脾、温和健中，被前人誉之为"脾脏补气健脾第一要药"，二者健脾化湿以绝痰湿之源；姜半夏和胃降逆、除湿化痰，胆南星化痰降浊，二者合用配合茯苓和胃降逆，化痰利浊，符合《金匮要略》中"病痰饮者，当以温药和之"的观点；白术甘补升发脾气，枳实苦酸微寒，开胃健脾，通降胃气，白术配枳实名枳术丸，一升一降，一补一消，补中有消，补而不滞，中气调畅；葛根辛甘性平，升阳明清气，清阳得以温养轻窍，配合白术升脾胃清阳之气，枳实配合姜半夏降中焦之浊气。路老治疗眩晕多从脾胃入手，脾胃为后天之本，气血生化之源，气机升降之枢纽，脾胃健运，纳化正常，则水谷精微得以输布，清阳之气得以上升，浊阴之气得以下降，升降调和，从而使脑聪目明，眩晕自除。

调理脾胃，培补中焦，路老擅长用太子参，而少用党参，二者皆能补脾肺之气、生津。但太子参兼养阴，其性略偏寒凉，属补气中的清补之品，补气而不燥，滋阴而不碍脾，配合实脾燥湿、温化痰浊之品，坚护胃阴。天麻辛温，入肝气经，治诸风掉眩，头眩眼黑，为治疗眩晕之圣药。

眩晕伴湿浊的方剂中，路老用药，又善于佐入荆芥穗、蔓荆子等祛风之品，并非为走表而设，盖取"风能胜湿""兼宣其滞"之义，发越清阳，和升麻、柴胡、僵蚕之轻阳，生发鼓舞胃气，上行头目，更是独具匠心。

四、圆机活法 独具匠心

临床实践中，路老注重调理脾胃气机之升降，遣方用药灵活多变，在上述治疗原则的指导下，因人、因地、因时制宜，而不拘于一方一药，基于调理脾胃升清降浊理论认识，提出调中央以达四旁。在临床实践中，顺脾胃之生理特性、病理变化，时时注意对脾胃的调理和顾护，而在应用调理脾胃之法时，尤为强调以下几点。

1. 升脾降胃

脾主升清，胃主降浊，升降运动是脾胃的主要生理活动之一。脾为阴脏，内含阳气而主升；胃为阳腑，内含阴液而主降，脾升胃降维持了人体气机升降的动态平衡。叶氏在《临证医案指南》云"脾宜升则健，胃宜降则和"，脾胃为气机升降之枢纽，故路老在调理脾胃时，尤重调其升降，常升清降浊之法并用。且常意欲升清则稍加降浊之品，降浊而少佐升清之味，从而使升降相因，出入相济。

如升运脾阳，常在益气健脾的同时酌加羌活、防风、柴胡、升麻、葛根、荆芥、荷叶等品，而和降胃气则喜用杏仁、枇杷叶、竹茹、苏子、藿梗、苏梗、荷梗等药。此外，路老在调理脾胃之升降时，还特别注意与肺、肝二脏的关系，常辅以宣降肺气、疏肝理气之法以使脾胃升降归于正常。

2. 润燥相济

叶氏云："脾喜刚燥，胃喜柔润。"太阴湿土得阳始运，阳明燥土得阴自安。路老在调理脾胃润燥方面，取李东垣、叶天士之长，既注重温燥升运，又顾及甘凉濡润，使二者应用相得益彰。如健脾燥湿常选太子参、山药、茯苓、扁豆、苍术、白术、藿香、薏苡仁、豆蔻仁等品，益胃生津喜用太子参、麦冬、石斛、玉竹等药，苦寒之品易化燥伤阴，故慎用。

3. 三因制宜

调护脾胃，路老特别强调因时、因地、因人制宜，主张根据天时、地理、个人禀赋之异，制定相应的治疗方案。如：肥人多痰，故用药不可少用理气之品；瘦人多火，立法处方不宜多用补益升发之剂；老人体虚，或阴液不足，或阳气虚衰，故泻法慎用；年轻人，气血旺盛，故补法少施；春夏季节，阳气生发，遣方用药应防升阳助火，不可过用参、芪、升、柴之类；秋冬时节，阴长阳消，临证处方当防苦寒伤阳，而少予胆草、栀子之类。此外，北方多燥，南方多湿，临床辨证不可不审之。

4. 重视湿邪

治疗眩晕，路老特别重视痰湿为患。湿为阴邪，其性重浊黏滞，极易阻遏气机，损伤脾阳，故路老在辨证论治时，十分重视湿邪。湿有内湿、外湿之别，而内湿的产生，多与脾胃密切相关，此正和《素问·至真要大论》所云："诸湿肿满，皆属于脾。"路老曾提出"北方亦多湿"论，此处之湿多指内湿，由饮食不节，嗜食肥甘，致脾胃损伤，水津不布而来。故在治疗湿邪时，常以宣上、调中、渗下三法并施，而又以调理中焦为主。

5. 用药轻灵

路老注重调理脾胃，制方严谨稳妥，用药轻灵活泼，常选性味平和之品，做到滋而不腻、补而不滞、理气而不破气。值得一提的是，路老的处方中，很少见大苦大寒、大辛大热之品，前者易伤中阳，后者易伤阴助火，故慎用之。路老常说："用药之道，贵在切病。"脾胃虚者，药多量大则不易吸收；小剂轻灵活泼，使脾胃有生发之机，往往奏效。辨证准确，则药精方简而效佳。

6. 调护有方

路老调理脾胃，注重综合治疗，先以汤药调理再以丸药巩固。脾胃为易受邪之地，病情容易反复，故在病情稳定之后，常以丸药缓缓图之。此外，路老还非常重视饮食调护，时时嘱咐患者，少食生冷、油腻、炙、肥甘之品，注意饮食有节，戒烟限酒，从而减少导致脾胃损伤的因素。

眩晕的辨证以虚实为纲，以虚为本，由虚致实，虚证辨其在气在血，实证辨其属湿属痰。一般由虚而生痰蕴湿，痰湿阻滞血运不畅而化生瘀血，治疗眩晕，要抓住根本，调理脾胃法是眩晕的治本之道。脾胃健旺则气血化生，脾运一行则痰湿自化，瘀血自消，脉道通畅，清阳舒展而清窍得养，眩晕消除。路老调理脾胃以健运中气法、健脾涤痰法、醒脾化湿法治疗脾胃突出了中医的整体观念、治病求本、辨证论治的学术思想，以调理后天之本以治疗眩晕，开辟了治疗眩晕的新领域。

崔金海主任医师临证经验总结

名老中医的学术思想是其学术经验的核心，是理论和实践长期结合的结晶，尤其是独具特色的理论见解、自成体系的治疗规律，都在一定程度上丰富和发展了中医学的理论，是中医学这个伟大宝库中的一笔宝贵财富。

本人在全国第三批师承及河北省第一批优秀中医临床人才学习期间，跟随河北省首届名中医崔金海主任医师待诊。崔老临床工作五十余年，长于内科杂病的诊治，特别是对中风、热病、胆病等治疗积累了丰富经验，现将崔老学术思想总结如下。

一、临证诊治要则

临床上面对复杂的疾病，崔老结合自己临诊心得，提出"分清表里上下，辨别寒热虚实，重视病因病机，抓重点顾整体"的临证要诀，使诊治过程思路清楚，条理分明，能抓住病证的肯綮，正确立法选方遣药。

《景岳全书·传忠录·六变》篇指出："六变者，表里寒热虚实也，是即医中之关键。明此六者，万病皆指诸掌矣。"体现了"六变"的重要性，是辨证的精髓。

1. 分清表里上下

在普通内科门诊就诊的人群中，很多患者是因为外邪侵犯机体而发病或是外邪引发旧病，这就需要接诊的医生首先要分清疾病表里上下。崔老在诊病时重视四诊合参，尤重切脉。一般来说，疾病有其表象，脉象是机体患病以后正邪交争状况的外在表现，不但反映心脉气血本身的病证，并且反映人体正邪交争、虚实盛衰的变化，体现出疾病的部位及病情的轻重浅深。《通俗伤寒论》云"如诊外感时病，执定浮沉以辨其寸关尺。盖初感由于经络，病在表，轻者寸浮盛，重者关尺亦浮盛，迨传入里生内热则沉部盛矣。病在上则见于寸，病在中则见于关，病在下则见于尺"，通过寸、关、尺脉象，反映出上、中、下三焦的情况，脉象繁多，初学者不易掌握，其中浮沉较为容易，轻取即得为浮，重按方得为沉，浮者病邪多在肌表，而沉者多为里证。通过切脉，探索疾病，是中医学家独特的诊病方法，是中医诊治方法的精华。当今临床验之虽不尽然，但十之八九可确定其病的表里上下虚实。对于初诊的患者诊脉可提供很重要的信息，切脉掌握运用得好，可以获得其他检查方法（包括现代医学的检查）所不能得到的大量信息，对于诊病辨证颇有价值。许多患者无症状时脉象早已先发，脉诊为治未病提供有力依据。

2. 辨别寒热虚实

中医所说的寒热多指疾病辨证中的寒热，反映疾病的性质。《内经》指出"寒热者，阴阳所化也""阳盛则热，阴盛则寒""阳虚则寒，阴虚则热"，机体的寒热有温度概念亦有感觉的概念。发热、恶寒、畏寒、肢厥等是反映寒热证的重要症状。寒热分表里虚实、全身局部、单一错杂、上下真假、相互转化等。

245

《素问·通评虚实论》曰："邪气盛则实，精气夺则虚。"《景岳全书·传忠录·虚实》篇强调："虚实之要莫逃乎脉。如脉之真有力、真有神，方是真实证。"虚实分局部虚实、整体虚实、虚实夹杂。辨别虚实主要观察患者的体质强弱、病程长短、舌苔脉象等。实证，邪气盛为主要矛盾方面，治疗时以祛邪为主法。但是也应注意"邪之所凑，其气必虚"，疾病发展过程中邪气伤正。依正气虚损程度，在祛邪同时兼以扶正，以助正祛邪，只有这样疗效才最佳。同样，虚证以正气虚为主要矛盾方面，应以补法为主，察其有无余邪缠身，然后决定是否兼以祛邪。"大实有羸状，至虚有盛侯"，明示虚实夹杂的复杂性，应辨明虚实主次正确治疗。

从脉象上看，寒证多表现为迟脉，一吸一呼三至；热证多表现为数脉，一吸一呼五至，因此脉迟数，即脉搏速度快慢。脉象中虚即无力，其中微、弱等脉象皆为虚证多见；实即大而有力，其中洪、大等皆属实证范畴。

3. 重视病因病机

病因病机清楚与否直接影响疾病的诊断和防治。内科杂病的病因学尚未脱离陈无择的"三因说"，即六淫（风、寒、暑、湿、燥、火），七情和饮食劳逸房室等。病因的确定，一方面通过问诊，另一方面辨证求因。六淫致病各有特性，如时令季节性、地域环境等，风为百病之长，六气皆能化火。七情太过，使气机升降失常，肝失条达，气滞血瘀。饮食不节多为"饮食自倍，肠胃乃伤"，生湿聚痰蕴热。五劳七伤等，诸多病因是发病的必备条件，临床时应该审因防治。比如夏季防暑热更要防风、寒湿，秋季防燥，更应注意寒暑交替暑去寒来对人体的影响等。

病机是疾病发生发展变化的机制。"病机十九条"奠定了中医病机学的基础，刘完素之"六气皆能化火"燥病病机以及历代诸多中医学家的新悟，充实发展了中医病机学的内容。病机的基本病理变化是正邪盛衰、阴阳失调、升降失常。病机的表现形式可为"五邪"、瘀痰水湿以及脏腑、经络、气血津液功能的异常变化。疾病的发病机理可以是由表入里或邪自内生；也可以是内患招致外邪，内外之邪交结为疟；外邪可激发内毒，浊毒损害机体等。病、证、机三者的区别在于，病多反映疾病全过程的综合诊断，证多反映疾病全过程中某一阶段的病理变化和临床诊断；病机是疾病发展变化的机制，是机体正邪交争病理生理的改变。"辨机论治"是根据病机变化选方遣药，使机体恢复健康。

4. 抓重点顾整体

在就诊的患者中往往是多种疾病集于一身，如表里同病，上下齐患、脏腑同病、脏窍共病、寒热错杂、虚实并见，病显局部损及全身，不能一概而论。在繁杂的证候中分析归纳、判断疾病时要主次分明，病、证、因、机要清楚。抓住重点病证，立法选方遣药，方可药专效显。否则，泛泛用药，毫无重点，药力分散，效果平平。抓主证，首先要明确证、症关系，证是疾病过程当中一个阶段的病理概括，主证不一定是患者的主诉，根据患者的症状，最后判断为何证，再采取相应的治疗，即辨证论治。人体是一个协调统一的有机整体，生活在自然环境之中，天人相应，内外环境需要协调平衡，以达到"阴平阳秘，精神乃治"。医者诊治疾病时要抓住主证兼顾兼证，关注正气，以及脏腑之间生克制化，参看时令气候、体质、环境等影响疾病的因素，然后施治，效果最佳。比如，外风引动内风，发为中风，中风病笃预后差，治疗时应以化瘀祛痰、开窍息风为主法，兼以解表散风。

谨循临证要诀，在诊治复杂疾病时充分运用中医理论，发挥中医治疗方法的优势，临床即可收获满意的疗效。

248

二、中风病诊治经验

中风病又称"脑卒中"，是临床常见的病证。临床重症表现为猝然昏倒、半身不遂、口眼歪斜、语言謇涩或失语，轻症仅见眩晕、语言不利、半身不遂或偏身麻木。中风相当于现代医学的脑出血、蛛网膜下腔出血、血栓形成性脑梗死、脑栓塞等。因其较高的死亡率和致残率，给人们的身心健康和生活带来严重影响，研究并提高中风的防治水平是当今我国医务工作者的重要任务之一。崔老经过数十年诊治中风病，逐渐摸索出自己的特色经验，认为防治中风重在治未病、调气机、化痰瘀。

（一）治未病

1. 与中风相关疾病及因素

中风病的发病是有其病机病理基础的，如阴阳失调的阴虚阳亢，气血本身的变化及运行失常气滞、气虚、血瘀，津液运行功能失调生湿聚痰，风毒、膏脂、痰浊损害脉络，这些病证和不良的生活习惯共同成为导致中风发生的危险因素。研究相关病证并加以防治，改善不良的生活习惯，可降低中风的发病率。

（1）眩晕（高血压病）

高血压病在其形成和进展过程中，患者并未有明显的眩晕症状，只有在外感六淫、肝气郁滞或过度劳倦等因素诱发下才出现眩晕。眩晕与先天禀赋异常、后天饮食不节、膏粱厚味或长期肝郁、房室无度等因素相关。"眩晕者，中风之渐也"，眩晕与中风两者间有相似的病因病机，如情志不畅、饮食失调、劳倦内伤等，肝阳上亢则眩，化风挟痰上犯于脑则为中风；饮食失调，脾失运化，痰浊内生，上犯清窍则眩，阻于脑络则为中风；劳倦内伤，气血不足，清窍失濡则眩，肢体经脉失养则可发偏枯，即中风。根据不同的病因病机，辨证治疗眩晕，如肝阳上亢证，可选用天麻钩藤饮化裁治疗；阴虚阳亢证，可给予镇肝息风汤加减；痰浊内蕴证，选半夏白术天麻汤加减；脾虚痰盛证，选用温胆汤加味；肝郁化火证、肝火上炎证，分别选用丹栀逍遥散、龙胆泻肝汤等。

（2）消渴病（糖尿病）

消渴病多因先天禀赋不足，或后天饮食自倍，在临床上常表现为多饮、多食、多尿，而身体逐渐消瘦的"三多一少症"。上焦热盛，灼津伤液则渴，热盛灼津，炼液为痰；多食则"饮食自倍，肠胃乃伤"，脾胃失运，水湿内生，聚饮成痰，痰是中风发病的重要危险因素之一；脾胃为后天之本，化生水谷精微，为气血生化之源，若脾胃虚弱生化乏源，气血亏虚，气虚运血无力，则瘀血乃生，故瘀也是中风的一个重要危险因素；消渴后期，久病及肾，下元亏损，阴精耗竭，阴不维阳，虚阳独亢，阳亢化风，风挟痰、挟瘀上犯清空，横窜肢体经脉，发为中风，或直接损伤脉络等，也可致中风。因此对消渴病进行积极有效的治疗，对降低中风的发病率有重要意义。消渴病除了口服降糖药外，更应该注重饮食上的调控，注意合理饮食，配合适当运动，同时可结合中药治疗，上消用白虎加人参汤、玉泉丸，中消用半夏泻心汤加减，下消用六味地黄丸、金匮肾气丸等。

250

（3）小中风（短暂性脑缺血）

小中风表现为一过性头晕或意识不清，时作时止。其病机为脉道狭窄，血粘血稠，气虚无力推动血液畅通，脑络缺血或血瘀旋即又通。小中风是中风形成的主要危险因素之一，并有三分之一概率发为中风。中风病发病前数小时、数天或几个月内，有很多患者有征兆出现，医者应及时发现并抓住中风发病的先兆证候，进一步检查、确诊并及早治疗。常见中风先兆症状列举如下，突发单眼失明、视物不清或复视、黑蒙，短时间恢复视力；发作性头昏，眩晕，耳鸣，健忘；一过性头痛或加重，或伴有恶心、呕吐；发作性言语謇涩，舌麻舌硬；饮水返呛，打嗝流涎；发作性指、趾、面、偏身麻木；一侧肢体无力，握物脱落，步态不稳；一过性意识不清或嗜睡，情绪不稳等。如果上述症候出现在危险因素之中，应高度警觉中风可能将要发生，应及时诊查以肯定或排除中风发生的可能，抓住时机尽可能地阻止中风的发生。治疗方法可根据患者症状，分清风、火、痰、瘀、气，结合不同的致病因素，辨证施治，如以血瘀为主者，可用血府逐瘀汤、通窍活血汤化裁；肝风内动为主者，可选用镇肝息风汤、天麻钩藤饮加减；风挟痰者，可选用半夏白术天麻汤加减等。

（4）胸痹、心痹、惊悸

胸阳不振、阴寒邪盛、痰饮内停而结胸，心气虚心脉痹阻或缺血而真心痛，心气阴两虚、气结而心动悸。胸痹多为胸阳不振，阴寒内结，痰浊阻络，不通则痛，同样痰浊阻于脑络，则发为中风。心痹、惊悸多与心相关，心主血脉，若心失所主，则血脉不通，瘀血内生，阻于脑络发为中风。胸阳不振、寒痰互结之胸痹证，可选用瓜蒌薤白半夏汤加减；心痹，选用血府逐瘀汤化裁；惊悸，可用炙甘草汤、桂枝加龙骨牡蛎汤加减。

（5）肥胖

《素问·通评虚实论》曰："仆击偏枯，肥贵人膏粱之疾也。"肥胖之人多痰多湿多气虚，腠理致密内生热邪而消烁津液。膏脂痰湿入血入络，血黏血稠血瘀，阴虚热盛可致阳亢，从而诱发中风。素体肥胖者，日常生活中宜节饮食、少膏脂、倡素食、适运动、消脂瘦身，可常服化痰软坚、降脂活血之中药。

（6）吸烟、饮酒

烟草中的烟毒可损害脉络，使血液黏稠，脉管挛急，加速脉体硬化。一般认为，小量饮酒可有活血通络、祛风除湿之功，但长期超量饮酒可损害脾胃肝脏，积湿生痰蕴邪热，肝阳上亢损伤脉络，促使中风的形成。

在诸多中风危险因素中，无论是基础病证还是不良的生活方式，长期则损害机体，造成一系列病理变化，即痰浊、血瘀、气虚、缺血、阴虚、阳亢，毒热损伤脉体硬化、脉道狭窄，这些病理变化主要涉及心、肝、脾、肾、脑等脏腑功能的异常。研究这些危险因素及发病前的病机病理基础，可以减缓或截断疾病发展过程，减少或推迟中风的发病。另一方面，研究发病危险因素，对已发病的证候辨认、病机分析和治疗方法的确立有指导作用，如肥胖人患中风因体质多痰、多湿及气虚，应治以化痰利湿益气；嗜酒者患中风，因其体质痰湿蕴热，应治以化痰利湿清热；眩晕、消渴患者患中风，因其素有肝阳上亢或阴虚阳亢，应治以滋阴、潜阳、清热等，以提高治疗效果。

2. 中风发病诱因

中风的危险因素长期对机体的损害，如再突遇外风内侵、五志过极、肝阳暴张、过劳伤脾，便成为中风病发病的必备条件。

（1）外风引动内风

风寒（或挟毒）之邪侵犯机体，邪气入里正邪交争，蕴热生痰加重血瘀，耗气伤阴，全身及五脏气机受阻运行不畅，如肺失肃降而咳喘，脾失运化而纳呆腹胀，肝失条达而易怒情绪不稳，肾脏气化不利则尿短赤或全身浮肿，心鼓动正气抗邪而脉浮数。外邪入里激发内毒蕴热，损伤脏腑。机体正气抗争外邪是有一定限度的，邪气驰张，正不胜邪则气机逆乱，肝阳暴张，内风旋动。《素问·调经论》曰："血之与气，并走于上，则为大厥，厥则暴死，气返则生，不返则死。"气血并走于上，则血瘀脑络，旋即瘀痰蒙闭脑窍，神明失主，出现突然昏仆，半身不遂等中风重症。

另一方面，由于外风反复侵犯机体，如果正气长期不能驱邪外出，则外邪激发内毒损害脏腑体窍、经络，致蕴热生痰，耗气伤阴，进而气血瘀滞成为脑中风、心卒中发病的病机病理基础。《素问·调经论》曰"络脉空虚，风邪入中""寒独留，血凝泣，凝则脉不通"，秋冬感寒容易诱发脑卒中，发病、死亡人数增多。流感发生后1～2周的时间内，脑中风发病率显著增高，此均为外风引动内风的实证。

对中风病的因认识，唐宋以前以外风立论，唐宋以后的中医学家们多以内风著说。现在临床认为，内风学说着眼于中风患者体内的病机病理变化（风、火、痰、瘀、气、虚），外风学说强调外风引动内风，内因是根据，外因是条件，外因是通过内因而起作用的。因而在发病前要预防外因对机体的侵袭和损伤，干预其损害机体形成的病机病理变化，以达到"治未病"的目的。发病后，重视调畅气机、开窍息风，使五脏六腑功能恢复正常。中风病急性期的治疗在理气开窍、化痰祛瘀、清热解毒的基础上应加入散风祛寒、疏表燥湿通络之品，清除发病之诱因有助于机体迅速窍开、神清、识明，利于语言、肢体功能的恢复。

（2）情志变化诱发中风

肝气郁结、五志过极及社会、生活环境的变动是诱发中风的重要因素。不良的或恶性的生活事件又是肝郁、五志过极的应激源，性格缺陷或行为方式的异常又是中风易患的内在因素。研究肝郁、五志过极激发中风及发病后患者的情志状态对预防和治疗中风颇有帮助。

长期的肝气郁结、五志过极均可使机体的气机升降出入失调，气滞、血瘀、痰阻脉络而致中风。生活环境的变迁，社会地位的改变、事业的波动等均会引起情志的改变，进一步造成气机的逆乱以致疾病的发生。

不良或恶性生活事件是中风发病过程中应激源。事件发生的强度、频度和疾病发生的程度相关。事件多，刺激强度大，持续时间长，发生中风的可能性就越大，病情严重程度越高。个人性格缺陷和行为方式异常是先天禀赋和后天培养形成的，也是可以改变的。《内经》提出阴阳五态人即太阳人、少阳人、太阴人、少阴人、阴阳平和人，其中太阳人易患中风。性格缺陷对人的身心造成不良影响，不同性格对事件的反应程度不同，如果机体能够防御并处理好五志过极的波动，则可一定程度地避免对身心的损害。

在临床工作中，凡因不良或恶性生活事件引发五志过极而中风的患者，治疗早期应以疏肝理气，安神镇静，化痰祛瘀为主法以调畅气机，达到气顺血畅，阴阳平和。神志清醒的患者要做好心理疏导工作，从抑郁、焦虑、紧张、恐慌的情绪中解脱出来，达到心平气和与医生配合，共同战胜疾病。

（3）过劳诱发中风

《内经》认为"阳气者，烦劳则张"。过度劳累，耗伤阴血，虚阳独亢，亢而化风。同时过劳损伤脾气、心气，脾气虚运化失司，津液功能失常，生湿聚痰，痰阻脉络，蒙蔽脑窍；心气虚运血无力而致血液瘀滞，脑络阻塞，神机失用则昏迷。过劳可激发肝阳暴亢，血之与气并走于上，血溢脑络之外发为中风。

3. 知日月审逆从，慎起居防中风

"阴阳四时者，万物之本始也，死生之本也，逆之则灾害生，从之则苛疾不起"，如果人体不能适应气候的异常变化，则会引发相应的疾病。在一年中，冬夏两季中风发病、死亡率最高。尤其是冬季，寒潮频发，气温低（0℃以下），昼夜气温变化剧烈（10℃以上），老年人阳气虚不胜寒，寒邪易伤阳气，致血凝滞、脉不通而患中风。夏天酷暑，伤阴耗气，气阴两虚，血滞血瘀或暑热之天感受风寒而发中风。因而，中风易发人群应及时收听天气预报，冬季保暖避寒，夏季防暑调温，择时适量运动，锻炼身体，增强体质，以适应寒暑变化，"治病不本四时，不知日月，不审逆从……故病未已，新病复起"。防治中风要考虑季节、气候变化，夏季宜益气养阴忌辛温燥烈之品，冬季宜温阳散寒之药以顾护阳气。

（二）调气机开清窍

中风总体病机为阴阳失调，气血逆乱。《素问·调经论》指出："血之与气，并走于上则为大厥，厥则暴死，气得反则生，不复反则死。"气机逆乱，挟痰挟瘀上闭清窍引发中风，故临床上调理气机，重在降逆，浊降则清气自升，升降相宜，阴平阳秘，清窍得养，疾病得除。

1. 初期调畅气机是中风整体治疗的关键

发病初期，气机逆乱、血瘀脑络或血溢络外、痰闭脑窍、蕴热生毒。治法应为调畅气机，化痰祛瘀，开窍醒脑，清热解毒。气机调畅则气顺血和、气畅痰消、毒热易清。气机逆乱则经络阻滞、脉络不通、木失疏泄，瘀血痰浊热毒无

以清除，故调畅气机之法尤为重要。

2. 开窍法治疗中风病急性期

传统中医对中风的认识，风或（和）火挟痰、瘀阻于肢络、舌本，而出现半身不遂、舌强语謇，即中经络证候；蒙闭清窍，出现昏仆，不省人事，即中脏腑证候。崔老认为，脑为"元神之府"，是"心主神明"的重要组成部分，是人体精神思维活动的主宰，五脏中"心藏神、肺藏魄、肝藏魂、脾藏意、肾藏志"，均受其节制，脑窍受阻，会影响五脏的功能活动，反之五脏功能失调，也会影响脑的功能。现代医学的头颅 CT 或 MRI，可理解为中医望诊的延伸，中医借助现代科学技术，从而丰富了中医的望诊内容，无论有无神昏、肢体不遂、偏身麻木、舌强语謇等，只要影像学检查支持，中风诊断即成立。脑为"清窍之府"，易为肝风、痰火、浊毒蒙闭，导致脑脉闭阻或破溃，脑窍神机失用，发为中风。中风病位在脑，表现为半身不遂，或偏身麻木，或舌强语謇，或神昏窍闭，尽管临床症状表现不同，但发病机制相同，即脑窍受损，神机失用。中络、中经、中腑、中脏，只是病情程度不同而已。

既然中风的病机是脑窍受损，神机失用，那么开窍法就是中风急性期的基本治则。崔老治疗急性期的中风，在辨证论治基础上加开窍法，以使脑窍恢复神机，五脏各司其职。中风起病急骤，如风之善行数变，病情变化迅速，因此本病急性期病情多为进展型。中经络可能会发展为中脏腑而出现神志昏蒙，而神清与否，仅仅是中风病机演变过程中的临床表现之一，不是必然症状，因此不能以有无神志改变作为开窍法使用与否的标准。开窍法是中风急性期的重要方法，开窍不言早，早干预、早截断，能够有效阻止病情进展，脑窍得开，痰、热、瘀、浊则不祛自除，上逆之风火、气血自然不降而潜，失用之神机得以恢复，脏腑功能得以调和。

（三）中风痰为先，全程莫忘痰

疾病的诊治，尤其是经现代医学诊断而确定的疾病，应首先弄清病机，确定其为中医何病，依其特点，有的放矢，治疗才能效若俘鼓。脑血管病（脑血管意外）属中医中风、头痛、眩晕范畴。其机制可归纳为虚、火、风、痰、气、血、水七端，肝肾阴虚或元气亏损为其病理基础，血瘀为发病的关键所在。盖精血不足，脉道不充，血涩不行可成血瘀，年迈气虚，无力帅血亦致血流瘀滞，或因中老年嗜食肥甘辛辣，或养尊处优，致脾失健运，痰浊塞滞，血涩不行而成瘀血，甚而日久痰浊瘀血相结为患，致使宗气不行，精气难充，肝肾阴亏，或化风作眩，或阻窍喑痱，中风乃作。观察中风全过程，有痰表现者十之七八，所以治疗过程中，始终应以化痰为主。

（四）中风诊治必查舌脉

在中风的诊断上，舌诊及脉诊常常反映出病机真实情况，舌为五脏六腑之外候，而脑为其大主，因而脑病皆可由舌部变化首先反映出来，对中风的诊断更必观舌下脉络。临床病证繁多，病机特点各异，但万法不离辨证，在此基础上，可针对具体的病证用药。如在中风治疗上常用丹参20g，水蛭15g，若久病气虚明显者，加黄芪60g，人参9g；痰多者，加浙贝母12g，瓜蒌15g；腹胀、大便不通者，加大黄10～15g，枳壳10g；血瘀明显者，加当归12g，地龙15g，威灵仙10g。总之，依据不同证型，灵活选用相关药物。

（五）师承古训，继古不泥古

对中风康复期的病机，笔者总结为病久不愈，脏腑气血阴阳失调，风、火、痰、瘀诸邪上犯于脑，邪害空窍，致气血上逆，或为脑络堵塞，或为络破血溢，神明被扰，脑窍失养失用，动觉失司，脑失所主，故临床上则可见神志不清，痰涎壅滞，健忘，呆痴，性情抑郁，失认失算，肢体不遂，肢体麻木，舌强言謇，舌体暗红或瘀斑，苔白厚腻，脉弦滑或涩等。根据多年的临床经验，以通窍醒脑、化瘀利水之法治之，效果甚佳。结合现代医学知识，治病更重防治，预防是治疗中风之本，结合患者具体情况，在发病前消除导致发病的致病因素，如肝阳上亢者，首先应平肝潜阳，杜绝其阳亢化风、挟痰阻络导致中风发作。

（六）衷中参西，中西并用

任何一门科学的发展都必须打破封闭模式，中医学的发展亦是如此。治病遣药，常以辨证为基础，充分利用现代诊疗技术，辨证与辨病相结合，四诊与检验互参。

1. 中风

CT提示有出血灶或梗死灶较大者，初期常合并脑水肿，崔老衷中参西，20世纪80年代初便提出脱水要慎重，大量脱水导致伤阴过度，使中风恢复更难。笔者在临床实践中，摸索应用甘露醇脱水的同时加茯苓、猪苓、白茅根之类有协同作用，减少甘露醇用量，使副作用相对减少，而脱水效果不减。

2. 脑动脉硬化症、高脂血症

通过临床观察，痰瘀是导致中风发病的常见因素。崔老常加山楂、瓜蒌、茯苓、白芍等，并常嘱咐临床用药要辨证，不可一味对号入座。笔者结合实践发现，在此基础上加用枳壳、木香等理气之品，效果更好。

3. 中风合并低血压

临床上常表现为气虚，在辨证施治中，适当应用补气、温阳之品，如党参、黄芪、附片之属，效果较好。

4. 中风合并高血糖

崔老不赞成一味地应用滋阴法治疗，辨证用药又常视证而灵活掌握。笔者在临床实践中发现，黄芪与甘草配用，常起到降低血糖的作用。

通过学习崔老开窍醒神之法治疗中风，再经过反复实践摸索逐渐发现，急性中风不能以昏迷作为开窍法使用与否的标准。对中风而言，无论缺血性中风还是出血型中风的治疗，非芳香走窜之品而不能解，通过大量临床实践观察，芳香走窜之品，均没有再一步增加脑出血的风险。通过近百例科研病例观察得出结论，开窍之法的使用并非以神昏窍闭为前提，凡急性脑血管病皆可应用，且早用为佳，切勿贻误治疗时机。开窍之品，可口服、鼻饲，也可直肠灌注，效果同样显著。此外，现代医疗实践中，各种疗法的配合使用，包括中药相佐及葡萄糖注射液、氯化钠注射液等补充，大大减少了耗伤元气的可能性。

三、慢性感染性疾病治疗经验

对慢性感染性疾病的治疗，目前尚无明确有效的药物，基层医院工作的临床医生颇感棘手，且疗效差。崔金海老师在四十余年临床工作中，对慢性病的治疗积累了丰富经验，特别对慢性炎症痼疾的治疗，颇有独到之处。崔老认为，慢性炎症的病理机制多为正虚邪恋，正虚又多为气阴两虚，日久以元气虚为主，正气虚弱不能驱邪外出，邪留戕害正气，正邪胶着，久久不能康复，重者他变丛生。从病理角度讲，以毒、热、痰、湿、瘀等为主，从而决定了本病治疗原则是益元扶正以祛邪，因而补益元气在慢性感染性炎症中具有重要作用。

1. 慢性副鼻窦炎

慢性副鼻窦炎，中医称之为鼻渊，指鼻流浊涕，如泉下渗为主要体征，常伴头痛，嗅觉减退，久则虚眩不已，记忆力下降，前额不适。本病病程较长，病后失养，正气已虚，清肃不力，邪毒滞留，伤及肌膜而为病。或为饮食不节，劳倦过度，损伤脾胃，清阳不升，鼻窍失养，痰、瘀邪毒久困而肌膜败坏所致。

崔老认为久病多虚多瘀，肺开窍于鼻，久病肺气不足，清窍失司，邪毒滞留。若一味通窍，正气不复，邪毒难去，治疗上宜采用扶正祛邪之法，通过益气活血通窍，达到扶正祛邪的目的。常用扶正合剂（黄芪、党参、白术、山药、茯苓、川芎、当归等组成），重用生黄芪配党参、白术、山药益元扶正，在川芎、当归等活血通络的基础上，茯苓配伍薏苡仁、半夏化痰利湿祛浊，加白芷、辛夷花芳香通窍，全方有益气活血、化湿通窍之功。

2. 慢性咽炎

慢性咽炎，相当于中医的虚火喉痹，患者多有咽部微痛，有异物感，常伴有吭喀动作的临床表现。检查可见咽部暗红，喉底颗粒增生。多由于脏腑亏损，虚火上炎所致。

本病以阴虚为主者，治疗上多以滋养肺肾为主，应用养阴清肺汤加泽兰、丹参，养阴清肺，凉血解毒，其中生地、玄参为君药，有消肿止痛作用。久病气阴两虚者，多采用补中益气汤加元参、玉竹、百合、桔梗之属，参芪益气以驱邪外出。本病要与梅核气相鉴别，后者多由情志不畅而发，自觉咽中有物，吞之不出，咽之不下，临床治以疏肝化痰。

3. 慢性支气管炎合并肺部感染

慢性支气管炎合并肺部感染常反复发作，依据临床表现不同，归属于中医咳嗽、喘证范畴。多因年迈体虚或肺系宿疾，久病失治，表现为咳嗽、呼吸困难、咯痰清稀，或呈泡沫状。老年人易致营养不良，从而影响肺的防御和免疫功能，形成营养不良、免疫功能低下和感染，三者互为因果，恶性循环，导致肺部感染迁延不愈。

因肺脏虚弱，阴伤气耗，故一味宣散，必伤正气。临床患者多反复使用抗生素及止咳药物，收效甚微。崔老认为本病迁延日久，正虚为本，痰、瘀、毒为标，痰、瘀、毒交织难解，羁绊入络。治疗上切忌有感染就清热解毒，必须按中医辨证施治，否则徒伤正气，使邪气内陷，肺失清肃，痰滞血瘀，久郁酿毒，而难以治愈。崔老治疗本病，多采用培元固本法，以图根治，常应用扶正合剂（黄芪、党参、白术、山药、茯苓、川芎、当归等组成），配合化痰、降逆平喘药物治疗。重用黄芪配伍党参、白术、山药补肺培元固本，配茯苓健脾化湿以绝生痰之源，当归、川芎活血化瘀通络，本方基础上加紫菀、款冬花、半夏以化痰毒，加苏子、杏仁、五味子降逆平喘、收敛肺气。临床上痰多者，应去五味子，以防痰毒羁绊难去。

4. 慢性附件炎、盆腔炎

慢性附件炎、盆腔炎，临床表现为腹痛，带下量多，色白黄有异味，月经不调。中医认为其致病因素为虚、毒、湿、痰、瘀，多由劳倦过度，情志抑郁，肝气乘脾，脾失运化，水湿内停，或由性交不洁，肾气不足而发本病。

本病病情迁延，虚实夹杂，临床上多表现腹痛，带下量多伴异味，貌似实证，虚象并不明显，但用通络止痛利湿法，常难以奏效。崔老认为，久病必虚，正气不足，其治法当以益气补肾为主，佐以利湿活血，常应用扶正合剂（黄芪、党参、白术、山药、茯苓、川芎、当归等组成），其中黄芪、白术、党参、山药、茯苓益气健脾燥湿，当归、川芎活血通络，配伍车前子、黑芥穗利湿止带，加桑寄生、川断温肾，补先天以益后天。诸药同用，培元顾本，使正气可复，令入络之痰、湿、瘀、毒得清。

5. 慢性前列腺炎

慢性前列腺炎，与中医所述的淋浊、劳淋、精浊相似，主要表现为少腹、会阴、睾丸部不适，或隐痛尿频，尿道中常有白色分泌物溢出，是男性常见的生殖系统疾病。中医认为肾气虚或感外邪久蕴下焦，湿热不清，精道气血瘀滞而发本病。

崔老认为，本病之初为湿热，久病必虚，伤及肾元，且久病入络，肾虚为本，湿浊为标，瘀血为变。治疗上以益气补肾、利湿解毒、活血通络为法，应用扶正合剂（黄芪、党参、白术、山药、茯苓、川芎、当归等组成），以黄芪、党参、山药、白术益气，以川芎、当归活血通络，配伍熟地黄、杜仲、菟丝子、淫羊藿益元扶正，以茯苓配伍败酱草、虎杖、泽泻清利湿浊，再加荔枝核、元胡理气止痛。元胡历来作为止痛要药，《本草纲目》载本品"专治一身上下之痛"。

6. 慢性胃炎

慢性胃炎，属于中医胃痛、痞满等范畴，临床表现为腹胀，恶心呕吐，食欲不振，吞酸嘈杂等症状，其发病原因多为素体不足、劳倦过度、饮食所伤、脾胃受损等。

治疗上，宜健脾渗湿佐以活血，黄芪建中汤合半夏泻心汤加减。崔老善重用黄芪培元固本，人参、饴糖、甘草、大枣均为补益中气药物，半夏、干姜温中止呕，配黄芩、黄连辛开苦降，桂枝温阳，芍药养阴血，芍药甘草缓急止痛，倍用则止痛作用加强。药理证实黄连、黄芩有抗菌作用，且保肝利胆健脾，提高食欲中枢兴奋性，反射性引起胃液增加，甘草有缓解平滑肌痉挛的作用。若患者头晕目眩，胃脘痞闷或胀满，频频嗳气，纳差、呃逆、恶心，舌苔白腻，脉缓或弦滑，属胃虚痰阻气逆，可用旋覆代赭汤益气和胃、降逆化痰。旋覆花下气消痰，代赭石重镇降逆，半夏、生姜化痰和胃，人参、甘草、大枣益脾胃补气虚。诸药调配，共奏降逆化痰、益气和胃之功。

7. 血栓性静脉炎

血栓静脉炎是指静脉管腔内的炎症，同时伴有血栓形成，属中医"恶脉""脉痹"等范畴，临床多表现肢体疼痛、肿胀、压痛，跛行，其病机有气虚、血瘀、热毒、水湿等。

对于本病的治疗，崔老多采用防己黄芪汤合四妙勇安汤加减。重用黄芪大补元气，金银花、生甘草、元参清热凉血解毒，当归、桃仁、红花、鸡血藤，活血化瘀通络，防己、泽泻、车前草利水消肿，牛膝引血下行，水蛭善通经络。

临床上除单一器官慢性炎症外，多个器官慢性炎症并存也很常见，多个器官或为相邻，或波及上中下三焦，病程长且病变部位多，症状复杂多变，但共性仍为正气不足。依据多器官慢性炎症病理基础，崔老临床上多采用固本培元之法，以脾胃为后天之本、气血生化之源为原则，补中气以益元气，中气足则元气旺，临床仍应用扶正合剂加减。

慢性炎症经久不愈，正虚邪恋，正邪胶着，使疾病处于缠绵难解、变化丛生的病理过程。其病理基础为：①久病必虚，正虚为本，临床上多重用黄芪等培补元气，扶正祛邪。黄芪性微温，味甘，能补气升阳、益卫固表、利水消肿、托毒生肌，为治疗慢性炎症之君药。②邪气滞留，虚实夹杂。毒、热、湿、痰、瘀既为病理产物，亦为致病因素，与西医认为慢性炎症为局部水肿、渗出不谋而合，久病小热或无热，当须慎辨。③久病入络，久病多虚且多瘀。根据叶天士"络病以辛为泻"学说，应用辛香通络之品，以清入络之邪。

四、妇科杂病治疗经验

1. 健脾补肾固冲治疗崩漏

对于崩漏的发病机理说法很多，见解不同，尚未统一。崔老认为，任何因素影响了肾气—天癸—冲任—胞宫—月经这个生理轴的正常活动，即可导致崩漏。常见的致病因素为（脾）气虚、血热、血瘀、肾虚。月经病与冲任的关系密切，崩漏乃为月经病之一，且最为多见。故崩漏当责之于冲任不固。

崔老常用固经汤加减，方中煅龙牡各 30g，海螵蛸 30g，棕榈炭 15g，五倍子 15g，炒白术 30g，炙黄芪 30g，山萸肉 15g，白芍 12g，茜草 12g，阿胶（烊化）15g，熟地 15g，山药 15g，枸杞 15g。煅龙牡、海螵蛸、棕榈炭、五倍子专以收敛固涩以增止血之功，配以白术、黄芪益气健脾；崩漏与肝肾二脏亦关系密切，补肝肾即调冲任，故用白芍、山萸肉、阿胶、熟地、山药、枸杞、补益肝肾、敛阴补血；崩漏虽止，但终归离经之血，故用茜草活血化瘀，使血止而不留瘀。纵观全方收敛固涩止血药与益气健脾、补肾益阴药配合，使脾统血、肝藏血、肾气固，三脏功能正常，则冲脉得固，崩漏可止。

崩有山崩之势，血量大而急，恐有亡血、气脱之危候发生，急用峻剂止血塞流、益气固摄，如犀角、三七、人参、黄芪等品；漏如雨天房屋滴漏，量少而持续时间长，久之气血双虚。前者多为大怒伤肝，肝气暴张，肝藏血之用失调，冲任不固，或肝火内热逼血外溢；后者多为肝肾气虚统血不能，长期点滴不断，或血瘀血流不畅而致血不归经，治疗原则不外塞流、澄源、复归。

2. 温通化瘀治疗痛经

痛经多见于年轻女性，以实证为多，其中寒证常见于青春发育期少女。崔老认为寒凝气血，气滞血瘀为痛经之主要病机，病因常以受寒、饮冷、涉水、淋雨而致。表现为经来小腹阵发性绞痛，且冷而痛，面色㿠白，头面汗出，肢冷不温，周身乏力，腰脊酸楚，甚则恶心呕吐，翻滚呻吟，经色暗红或紫，血量先涩少而后增多，多时色渐转红，多伴血块，至量多块少则疼痛减轻或解，治则以温通化瘀、行气活血为主。予桃红四物汤加味，方中桃仁、红花各 15g，当归 12g，川芎 10g，熟地 15g，白芍 12g，元胡 10g，香附 10g，木香 6g，肉桂 6g，小茴香 6g，枳壳 6g，牛膝 10g，党参 20g，炙黄芪 20g，桂枝 10g，甘草 9g，重者可加吴茱萸、干姜、乌药等，桃红四物活血化瘀止痛，香附、枳壳、木香理气止痛，肉桂、小茴香、桂枝温通经脉温里散寒，党参、黄芪补气行血，牛膝引血下行。一般在行经前 3 天开使服用，连续服用 1 周，连服 3 个月经为 1 个周期。本方对于现代医学中之"膜样痛经""子宫内膜异位症"的治疗均有显著效果。

综观痛经之病因诸多，如先天禀赋异常、肝郁气滞、寒湿内侵胞宫、湿热内蕴、阳虚宫寒等，局部表现寒、瘀、滞、痛，当审因论治，辨机遣药。

3. 柴胡疏肝散加味治疗乳腺增生

乳腺增生在中年女性中发病率很高。中医称"乳癖"。其特点是单侧或双侧乳房疼痛并出现肿块,乳痛和肿块与月经周期及情志变化密切相关。其发病与肝郁、气滞、痰凝、瘀血有关。治疗常以疏肝、理气、活血、消痰、散结为法。崔老常用柴胡疏肝散加软坚散结药治疗。常用方药有柴胡9g,黄芩15g,香附15g,浙贝15g,夏枯草30g,海藻30g,莪术15g,桃红各15g,元胡15g,枳壳15g,当归15g,炙黄芪30g,熟地15g,白芍30g,生牡蛎30g,瓜蒌15g。

中医认为本病与肝肾、气、血、痰相关,因而采用上方疏肝理气止痛、化瘀消痰散结兼补益气血。

五、淋证治疗经验

淋证是以小便频数,淋漓涩痛,欲出不尽,小腹拘急,或痛引腰腹的一类疾患,临床常见热淋、石淋、血淋、劳淋。

1. 热淋

热淋,相当于西医学中的急性泌尿系统感染。病因病机多由过食辛辣肥甘,或嗜酒无度,积湿蕴热,下注膀胱,或下阴不洁,秽浊之邪入侵酿成湿热,热迫膀胱,气机不利发为淋证。临床表现为小便短数,急迫不爽,灼热刺痛,尿色黄赤,少腹拘急、胀痛,或腰痛拒按,或寒热起伏,口苦呕恶,大便秘结,舌红苔黄,脉濡数。

崔老用八正散加减治疗，方中滑石15g，木通12g，车前子15g，萹蓄20g，瞿麦20g，栀子12g，大黄9g，败酱草30g，蒲公英20g，土茯苓20g，竹叶12g，生甘草9g，柴胡12g、黄芩12g、大小蓟各10g，以滑石、木通、车前子、瞿麦、竹叶通淋利湿，大黄、栀子清热泻火，败酱草、蒲公英、土茯苓清热解毒，柴胡、黄芩解热，大小蓟凉血止血，诸药合用可收全效。

2. 劳淋

劳淋，相当于西医学中的慢性泌尿系统感染，多见于中老年女性。病因病机多由久淋耗伤正气，或年老久病体虚以及劳倦房事过度导致气阴两伤，脾肾阴阳亏损，复感外邪，遇劳而发。临床表现为小便淋漓不已，不甚涩痛，或小便失禁，或小便不利，时轻时重，病程长，反复发作，遇劳即发，腰膝酸软，神疲乏力，舌质淡，脉细弱。

崔老用清心莲子饮加减治疗，方中生黄芪50g，西洋参15g，莲子15g，车前子15g，柴胡12g，地骨皮20g，瞿麦15g，杜仲20g，淫羊藿30g，熟地15g，桑寄生15g，乌药15g，麦冬15g，生甘草9g，以参芪补益气阴，莲子清心火、健脾养心、止涩固精，柴胡、地骨皮、车前子、瞿麦清热利尿，杜仲、桑寄生、熟地、麦冬、仙灵脾滋阴补肾，诸药合用共奏益气补肾、清热利湿、止淋之功。崔老治此病或用附子薏苡败酱散加味。

3. 石淋

石淋，相当于西医学中的尿石症包括肾、输尿管、膀胱和尿道结石，是泌尿外科常见疾病之一。临床特点以发作性腰、小腹疼痛、血尿为主。本病多由肾虚和下焦湿热引起，病位在肾、膀胱、溺窍，肾虚为本，湿热为标。肾虚则膀胱气化不利，导致尿液生成与排泄失常，加之摄生不慎，感受湿热之邪；或饮食不节，嗜食肥甘醇酒制品，导致湿热内生，蕴结膀胱，煎熬尿液，结为沙石，湿热蕴结气机不利，结石梗阻，不通则痛，热伤血络，而引起血尿。

崔老治疗尿石症常用经验方药为石韦20g，鸡内金20g，王不留行15g，牛膝30g，枳壳15g，威灵仙20g，萹蓄20g，黄芪30g，党参20g，金钱草30g，海金沙30g，车前子20g，泽泻15g，乌药20g，郁金20g，滑石15g，石菖蒲15g，竹叶9g，生甘草9g，方中在清热利尿、活血排石的基础上加用参、芪健脾益气，且重用补气以助排石。

4. 血淋

血淋，相当于西医学中的血尿，常见原因复杂，多来自泌尿系统疾病。病因病机多为湿热下注膀胱，热甚灼络，迫血妄行。临床表现为小便热涩刺痛，尿色深红，或加有血块，疼痛满急，或见心烦，舌尖红，苔黄，脉滑数。

崔老常用小蓟饮子加减治疗，方中小蓟30g，藕节15g，蒲黄15g，栀子12g，虎杖30g，棕榈炭15g，土茯苓20g，瞿麦15g，生地20g，大黄6g，竹叶9g，车前子15g，蒲公英20g，黄芩15g，川楝子15g，生甘草9g。若为阴虚火旺虚证之血淋，崔老常选用知柏地黄汤加味治疗。

名老中医学术思想是中医学宝贵的财富，中医要发展，需要不断创新，而创新的基础是需要先继承。部分名老中医，大多年事已高，需要更多年富力强的中医人去跟师学习，掌握其诊治思路、学术思想、独特经验等，并传承发扬。古今实践证明，师带徒是中医学术传承的重要模式，拜名师是提高诊疗水平的重要途径，是名医成长过程中不可缺少的重要环节。